衡道
——心理平衡之道

贾旭波 著

东南大学出版社
SOUTHEAST UNIVERSITY PRESS
·南京·

内容提要

衡商通过简要的五个因素构成公式,在四个基本自然法则的基础上,以读者最容易理解和衡量评估的方法,系统地分析人类心理问题,寻找并解析心理平衡乃至人生心灵平衡的奥秘。

衡商适宜自学、自析、自解和自悟,可以当做心理学入门书籍使用,适用于广大对心理学感兴趣、基础较弱、喜欢自行研究和找寻答案的读者。

本书更适用于有自知力和解决问题的动力,希望能够自主判断、调整和改善心理亚健康状态的读者,自我开释,不使心理问题向更严重的方向发展。

图书在版编目(CIP)数据

衡商:心理平衡之道/贾旭波著.—南京:东南大学出版社,2017.10
ISBN 978-7-5641-7256-5

Ⅰ.①衡… Ⅱ.①贾… Ⅲ.①心理保健-通俗读物 Ⅳ.① R395.6

中国版本图书馆 CIP 数据核字(2017)第 162533 号

衡商——心理平衡之道

出版发行	东南大学出版社
出 版 人	江建中
社　　址	南京市四牌楼 2 号(邮编 210096)
印　　刷	虎彩印艺股份有限公司
经　　销	全国各地新华书店
开　　本	700mm×1000mm　1/16
印　　张	9.75
字　　数	165 千字
版 印 次	2017 年 10 月第 1 版　2017 年 10 月第 1 次印刷
书　　号	ISBN 978-7-5641-7256-5
定　　价	39.00 元

* 本社图书若有印装质量问题,请直接与营销部联系,电话:025-83791830。

前 言
Preface

为什么有心理学？因为先有哲学。为什么要有哲学？因为想得太多。为什么想得太多？因为要得太多。

人类文明的起航、智力的发展、科技的进步、混乱的增加、人际关系的错杂、心理失衡的紊乱，诸如此类都是因为我们想得太多、要得太多。

想得太多，既想要得到的太多，思维一刻不能停止运转。世界似乎是看得见摸得着的，但又似乎是看不清摸不着的，经济的繁荣、科技的飞跃，让越来越多抽象和虚拟的信息占据了我们的视线、思想和大脑。世界被看不见的手指挥着、梳理着、冲击着、搅拌着，看似精彩，实则繁芜，我们为了顺应环境而四季倥偬，为了利益而分秒必争，却未必符合大脑本身的特性，所以在难以应对环境变化时，出现心理失衡问题其实也不算是意外吧。

现代人有着脆弱的心理平衡，已经是不争的事实，连篇累牍的宣传和报道，各地层出不穷的各类事件，都或多或少的和心理失衡有一定关系，可见心理问题已经是现代人类所不能回避的重要问题之一。

但是如此重要的问题，却难以详细解答，许多人是通过自行购买书籍和通过网络浏览相关文章接触心理学的，这种做法很符合中国人的习惯，不肯把自己的疑问、困惑、弊端展露给他人。这种做法也是因为在普通人眼中，心理异常被妖魔化，让人唯恐避之不及，而心理不舒服则被认为是小题大做，致使许多单纯而敏感的人，对复杂的外界环境，无论如何也无法很好地理解、适应和融入，磕绊纠结而懵懂地生活着。

但心理学类书籍多晦涩难懂，阅读理解通常需要深厚的基础。此外心理学之难懂，某种程度上恰是心理过于复杂所导致的结果，人类的大脑适宜处理虽然看似复杂但实则明确的数据。经过学习和训练，大部分人都可以掌握相当复杂的公式和定理，能够运算和推理许多高深的科技计算和知识，但是却难以处理模糊不定性、时刻存在变动的信息，例如搞不清自身需求以及不善于与他人交际。那是否存在一种方式，能够化繁为简、化难为易，明确我们的需求，正确地认知和处理外界的压力和环境变化呢？

通过探索和思考，以及通过对生活的感悟与观察，我发现其实大部分的需求，其心理特质本身存在着相同之处，即便有时候有些人的言行会偏激、会难以让人理解，但是深入解析，其实心理的本质大体相似。

感谢我的父母和妻子女儿，以及所遇到的领导、同事、朋友，在接触过程中，许多人和我一样，有着同样的迷惑，且具有普遍性与广泛性，其思维方式和言行也符合一些非常基本的规律，所以我思考并创作的第一部心理学著作，叫做《心理起源探秘——原生心理学》，从心理起源的角度来一步步剖析人类心理发生、构成和发展的基础原理。

《衡商——心理平衡之道》是在《心理起源探秘——原生心理学》基础上对心理平衡的解析和阐释。心理平衡，将会是一个非常重要的概念，是一种人生的态度，是为人处世的衡量标准，也考虑了个人与他人以及周围环境的互动和相互影响。随着世界越来越"扁平"，以及科技的发展，时空都被压缩，我们需要与更多人进行交互的时候，心理平衡就显得尤为重要，它体现了我们适应环境、认知自我、改变和超越自我的能力，也将直接影响到生活的方方面面，决定我们是否能够拥有安定快乐和幸福的生活。

鉴于人类心理之复杂无穷、心理学流派之多、释义之杂，本书必有疏漏，望读者海涵，并及时提出意见为盼。请将个人见解或宝贵意见发送到理享的邮箱：jiaxubo@qq.com，或者关注理享的个人公众号"balpsy"，以便和大家更好的分享。

贾旭波（笔名理享）于青岛

目 录
Contents

1 关于衡商和衡商的公式
    1.1 衡商是什么？ ·· 1
    1.2 衡商如何计算 ·· 4
    1.3 衡商的图示比喻 ·· 8
    1.4 衡商用来做什么？ ·· 9

2 四个基本自然法则
    2.1 四个基本自然法则是什么？ ······································ 12
    2.2 获取能量 ·· 13
    2.3 降低消耗 ·· 14
    2.4 获得快乐 ·· 17
    2.5 逃避惩罚 ·· 19

3 思维特点和惯性思维
    3.1 大脑的特点 ·· 23
    3.2 关于惯性思维 ·· 28

4 关于意识和暗意识与潜意识
    4.1 意识和暗意识 ·· 32
    4.2 关于被压抑的需求和潜意识 ······································ 35
    4.3 被压抑需求的取值范围 ·· 39

5 矢量思维——心理需求的细分与矢量化特点
    5.1 矢量思维——矢量化的心理需求 ·································· 43

  5.2 关于动机的趋避选择 ………………………………… 48
  5.3 需求的矢量细分 …………………………………………… 50
  5.4 需求矢量细分的优点 …………………………………… 55
  5.5 临时性矢量需求的干扰 ………………………………… 57

6 平衡坐标系的建立与心理需求层次
  6.1 马斯洛的心理需求层次 ………………………………… 60
  6.2 学习的层次 ………………………………………………… 64
  6.3 平衡坐标系——对比、改变和迁移 ………………… 70
  6.4 严重失衡和自我超越 …………………………………… 74
  6.5 坐标系的替代 ……………………………………………… 82

7 关于实现需求所具备的资源、压力和环境
  7.1 关于环境 …………………………………………………… 86
  7.2 压力 ………………………………………………………… 92
  7.3 实现需求所具备的资源 ………………………………… 97

8 衡商的加与减
  8.1 关于心态问题 ……………………………………………… 104
  8.2 影响衡商的其他参数 …………………………………… 106
  8.3 简化的衡商 ………………………………………………… 110
  8.4 关于爱 ……………………………………………………… 113

9 衡商的调节
  9.1 思维失控 …………………………………………………… 122
  9.2 心理平衡的核心解析和调节方法 …………………… 124

10 衡商与教育
  10.1 现在的教育问题 ………………………………………… 134
  10.2 未来的教育和职业问题 ……………………………… 142
  10.3 结束语 …………………………………………………… 146

后 记 …………………………………………………………………… 149

1 关于衡商和衡商的公式

1.1 衡商是什么？

衡商是检验我们内心平衡与稳定的一个指数，衡商的英文是 Balance Quotient，缩写为 BQ。

Balance，不仅仅指平衡，也指平衡力、均衡，在英文中的及物动词和不及物动词里，还有（使）平衡、（使）均衡、使（各部分）协调等。所以如果单单指心理平衡，不免范围狭小。

心理平衡，是一个很中国式的概念，非常符合中国人对阴阳、天地、人伦等秉持的传统文化和理念，也符合中国人对日常言行举止温良恭俭让的要求。

但是 Balance 是世界的，健康讲平衡、运动讲平衡、机械讲平衡、建筑讲平衡、设计讲平衡；体型讲均衡、营养讲均衡，知识讲均衡、生产讲均衡、经济也讲均衡，世界在一个平衡而均衡有序的环境中，才能够得到更好的发展。人类也是如此，需要心态稳定、身体健康、生活有序、处事有道，彼此间和谐互助，才会感觉舒适并发挥自己最大的才智，才能够跟随世界的脚步。

衡商还是自我认知与外界环境信息相匹配的自我评判度，假如我们感觉自己无法抓住社会变化的节奏，无法掌控自身的生活，就会恐慌和忧虑，所以才会推动我们去调整、改变、学习，以便和周围的环境同步。得益于发达的现代社会，我们未必需要去适应和学习所有未知的知识，可以轻松的通过协作、购买来获取想要的资源和专业信息,使自身以最低的成本与代价,赶上时代的快车。

但是时代发展太快了,让我们来不及适应环境并构建新的知识体系,自然也就无法构建合理的符合环境要求的稳定心理状态。究其原因,可以从进化的角度简单地分析,人类的身体(主要是大脑),根本未曾赶上外界环境的变化。整个生物界的进化,少则数以百年计,才能完成某一方面的微小进化和改变,以适应新的生活环境,而且这种新的生活环境,也必须是相对稳定的。但是人类,却在近几十年的时间,经历了前所未有的变革,信息大爆炸、知识大爆炸、生产和生活方式大爆炸,唯有大脑,始终受限于两根细细的血管,依然沿袭千万年来基本的生理结构,这种结构或许很适应刀耕火种、适应舒缓而稳定的乡村生活,但是却未必适应新的信息社会,至少是未必人人如此。

与心理平衡相对的,心理疲劳和心理失衡也就产生了。

心理疲劳是伴随社会分工细化必然出现的问题,当福特设计建造不符合人性的流水线,把工人当做机器的一部分时;当社会分工,必须要求更高的专业性时;当学校教育为社会分工和流水线化作业提供规范时,工作的单调和重复性,就会不可避免。这种单调而重复的工作,除了让我们心理厌烦,更挤占了接触新事物和学习新知识的时间,让很多人感觉自己更容易被疾驶的时代列车抛下,因而更加感觉心境抑郁、心烦意乱、前途渺茫。

心理失衡是对外界环境适应性的变差,一种无法协调、无法达成外在要求与内在需求一致的心理状态。

快节奏的现代生活,以及高强度的竞争环境,带给人的精神压力是非常巨大的,我们在享受最新、最快、最好的信息与物质生活之时,也更加担心工作变化、家庭变化、人际关系和疾病等带来的挫折和打击。为了保障现有的收益与成果,除了靠自身努力外,就不得不采取竞争、打击、排挤、设置障碍等措施来最大限度保障自身的安全。物质化、经济化的世界,看似资源无限增多,其实个人能够接触和掌握的资源都是有限的,都存在着竞争的关系,所以我们不能超脱其中,又无法全面掌控。在这种状态下,更容易做出错误的决定,出现越努力越焦虑、越思考越困惑的状况,失衡也就难以避免。

长时间焦虑、多重的需求无法得到满足,太多的想法只停留在脑海中,容易导致人们精疲力竭,甚至导致大脑产生器质性变化,产生严重的心理问题。2009年诺贝尔生理学奖得主伊丽莎白总结出人类的长寿之道是:人要活百岁,合理膳食占25%,其他占25%,而心理平衡的作用占到了50%。另外现代医学发现,癌症、动脉硬化、高血压、消化性溃疡、月经不调等都与心理状态有关,相信人类65%～90%的疾病与心理的压抑有关。因此,这类疾病被称之为心身性疾病。

同时抑郁症成为热词和常见病,据卫生部门估计,全球约有3.5亿名患者,约占人群总数的1/20。严重的抑郁症患者甚至可以引发自杀行为,世界卫生组织公布的数据显示,每年约有80万人因各种原因自杀,超过战争和自然灾害致死人数的总和。

有消息报道,美国的成人2016年罹患严重抑郁症的比例约为7.9%。加拿大学者费立鹏2009年在《柳叶刀》上发表调查报告,显示中国抑郁症的患病率为6.1%。而北京心理危机研究与干预中心的报告显示,中国每年有28.7万人死于自杀,其中超过一半患有抑郁症,这是15～34岁年龄组人群的首要死亡原因。

荣格曾说过:"世界发展的趋势显示,人类最大的敌人不是饥荒、地震、病菌或癌症,而是人类本身。"为什么压力、冲突、痛苦的经历等问题会造成抑郁症,为何无法得到缓解和释放,是否只能在极其严重的时候通过心理诊所或是精神类药物来治疗缓解。是否有可能在思想和情绪没有产生严重负面心态的时候,合理消除其焦虑感,发现自己的价值、真实的内心需求,明确自己所拥有的亲情、友情、能力、责任,拥有更强的心理承受能力呢?

我们发现,在关于人类心理方面有一个错误的设定,即"了解人类心灵是一件特别困难的事情",或许并非如此。当我们想得太多、要得太多的时候,控制的并非是自己的心灵,而是去努力改变环境和改变世界。人类大脑是一种奇妙的组织,原本是用于服务于身体的整体,但是基于大脑的高度发达,反而指使着身体以及行为为大脑服务,因此,要想了解人类的心理,就必须明确一件事:"**世界是不可真实把握的,我们能控制的,也只有自己。**"

人有自我意识,在心态健康的情况下,是可以通过观察、客观评价与实践的反馈信息进行调整与修复的,是能够对自我心态和行为进行有意识控制的,也只有积极主动地进行自我控制和调节,才能适应社会的发展与变化,收获身心健康和人生的成功。

只是这种观察、实践、对外界客观评价的接纳,以及所采取的调整与修复,和我们对自我的认知有着极大关系,因而才更需要一个指标来作为参照。衡商概念的创立,以及运算与解析,正是基于这样的基础。

理论上说,衡商商值高而稳定,我们就感觉到幸福、稳定、快乐,生活充满阳光,更有目标,也更有毅力去克服困难,能勇敢地向着目标前进。

假如衡商商值较低,人就会处于一种精神的亚健康状态,犹豫或焦虑,情绪低落、提不起精神、感觉恐慌或者空虚。人的心理状态越差商值就越低,在极端的状态下,心理就会出现明显问题,此时就需要心理医生的介入了。

1.2 衡商如何计算

衡商讲究自我认知、内在心理需求的细分与动态变化,因而假如我们能够认清自身能力、内心实际需求和外界环境之间的相互关系时,就能够做出相应的评判。

下面,先看一下衡商的数学公式:

$$BQ = \frac{A_1 \times B}{A_2 \times C \times D}$$

式中:BQ 为衡商英文 Balance Quotient 的缩写;

A_1= 需求 = 可实现的需求;

A_2= 潜需求 = 被压抑的需求;

B= 资源 = 实现需求所具备的资源;

C= 压力 = 外在压力感受;

D= 环境 = 环境复杂状况。

具体解释为:

(1)A_1、A_2 同为需求,但是 A_1 指的是可以实现的内在需求,即根据正确的自我认知和评判,并配合相应能力与资源,是能够达成的目标。我们总是存在各种各样的需求,当我们产生对某些美好事物的向往,认为自己有能力做到,并为之做出努力时,则是一种积极的心态,有助于增加商值;而当我们无力去实现自己的愿望,甚至不得不压抑自己的需求时,就会导致商值的降低。

(2) A_2 指的是不能实现的潜需求,即因自身所拥有的资源不足,或外在压力过大,难以满足和实现愿望,从而变成潜在的需求。即 A_2 是被压抑的部分,被压抑的数量越多,压抑的强度越大,越容易导致失去正确的自我认知和判断。

(3) B 指的是实现需求所具备的资源,大致上与心理需求相符,但是 A_1、A_2 是一系列需求的总和,而 B 指的是我们切实拥有的资源。对那些我们并不拥有的资源,只能看做是需求,例如财富可以帮助我们达成目标时,就可以看做是资源,而缺乏达成目标的财富,则财富就不是拥有的资源,反而成为需求的一部分了。

(4) A 与 B 都大致可以分为精神和物质两个方面,具体细分会因不同年龄、不同阅历、不同性别等有所区别,例如幼年时没有情爱的因素,中老年时对亲情的需求加强,所以精神需求暂时先笼统地分为:亲情、爱情、友情、安全、自由、成就……

(5) 物质同样是保障内心平衡的基础,特别是现代社会,我们每时每刻都在与他人发生交汇,当大部分事物可以衡量价值时,物质就不能被忽略。但是物质层面的需求不等同于单纯的物质,也包含获取物质和财富的手段,所以对物质的需求也需要因人而异,暂时可以笼统地分为:权利、财富、人脉、职业、知识、技能……

(6) C 指的是压力,分为生理压力和精神压力,但是更多的是对外界压力的内心感受。我们始终都是在迎合一个外在的价值体系,这种价值体系带有明显的他人印记。人具有利己性,所以会凭借规则和自身的能力对外界加以约束和要求,以便让自己更加舒适,而这种约束和要求,同时对其他人造成显著的干扰。因此我们在被动迎合外在价值体系时,会明显感觉到外界的压力,其压力过大时,会严重影响甚至取代自己的内在需求,就更容易导致心理失衡。但是每个人对压力的感受不同,有的人能够泰然处之,但有的人就心有戚戚,难以承受。

(7) D 指的是环境复杂状况,简称为环境。我们总会与环境发生交互,在一个熟悉、稳定、和谐的环境里,压力值会比较低。但是当环境变得复杂并叠加时,压力就会急剧增加,就更容易失控,会对自己的状态产生忧虑,从而导致结果的降低。

(8) 处于分母位置的 A_2、C 和 D，具有共性，即数值过大影响平衡，但是过小也同样会影响平衡，即没有不能实现的需求、感受不到外界的压力、环境变得极其单一的时候，也同样容易失去动力，所以 A_2、C 和 D 的取值范围呈现一种 U 型，应当控制在适宜的范围内才有利于平衡。

注：关于 A_2、C 和 D 的 U 型取值范围，将在第 4 章 4.2 节 "关于被压抑的需求和潜意识"中进行详解。

综上所述，如果把衡商的数学公式展开，变为文字形式，则如下所示：

$$衡商 = \frac{可实现需求 \times 实现需求所具备的资源}{被压抑的需求 \times 外界压力感受 \times 环境}$$

如果对实现需求所具备的资源进行细分，则公式可以扩展为：

$$衡商 = \frac{可实现需求 \times (亲情 \times 爱情 \times 友情 \times 安全 \times 权利 \times 财富 \times 人脉 \times 职业 \times 知识 \times 技能 \cdots\cdots)}{被压抑的需求 \times 外界压力感受 \times 环境}$$

由这样一个公式，可以大致了解关于心理的一些事实：

(1) 内在需求占据主导，作为独立的个体，想要达成什么样的目标，决定了方向，但是基于现代社会竞争的激烈性与复杂性，需求是多重的，却很难全部实现。

(2) 内在需求如果掺杂很多不合理的幻想和预期，就会偏离实际，则不可实现和被压抑的需求就越多。

(3) 所具备的资源越多，竞争性越强，可以实现的需求也就越多。反之，资源越少，可实现的需求也必然受到影响。

(4) 如果过于依赖于某项资源，则在其产生变化时，将严重地影响到整体。例如，有人将所有的人生梦想与希望寄托于财富，将所有的时间、精力、资金用于炒股，一旦炒股失败，就有可能引发严重的后果。

(5) 对人格和生活不能独立的人而言，外界压力起到决定性作用，因此性格和能力越弱的人，受外界的影响越严重。

(6) 环境并非仅指自然环境，而是囊括了工作环境或者生活的群体，当环境越复杂,我们的适应性就越差,复杂环境所带来的压力并非简单的叠加,而是量级的改变。

单纯从公式的角度,还可以得出这样的结论:

(1) 分子的值越高,商值越高,代表我们的内心越稳定。

(2) 分母的值不同,分母的三个单项,均呈现一种U型的曲线,即没有被压抑的需求和极高的压抑需求;完全没有外界压力和过高的外界压力;过于单一的外界环境和过于复杂的外界环境,都会导致分母值变大,从而容易产生心理失衡。只有在一个适宜的区间,数值才是较低的。这种U型曲线取值,会根据每个人的状况而有所区别。

(3) 所有因素的评估源于对自身状况的正确认识,并彼此间相互关联,单一因素估值较低,会影响整体判断,甚至明显影响到最终的商值结果。例如某些人爱情或事业受挫后就一蹶不振,放弃所有的希望,把世界看得很灰暗,甚至产生厌世的严重失衡状态。

(4) 反之同理,对某一因素的错误高估,有可能引发对其他因素的高估,导致虚假的商值结果,例如某些人预估会得到某些利益后所产生的兴奋、张狂、难以自抑的情况,而忽视了自己能力的不足。

(5) 在资源分列式里,越多单项占优则商值越高,越多单项不占优,则商值越低。所以健康而均衡的心理并非是拥有的因素多,而是能舍弃低分值因素,然后使拥有的每一项得分都较高。

(6) 整体的需求、所具备的资源、外界压力和环境,都会因时因地产生变化,因此越多细节考虑,就越偏重于表达某一时刻的心理状态。

(7) 当我们想表征总体的平衡状态时,应剔除多余细节,考核衡量最为重要的因素,优选最为主要的需求、资源、外在压力和相对稳定的环境,这样才能够得到一个稳定的结果,用以代表一个较长时期内的心理水平。

因此,**衡商兼有阶段性和长期性的评估作用和价值**,只有我们对自身拥有正确判断能力、拥有对内在需求正确认知和对外界形势正确判断的情况下,才能做出合理的评判。

长期而稳定的衡商数值,有助于我们完善自身的知识结构与生活的基础,打造健康、平衡、幸福的人生。

1.3 衡商的图示比喻

单纯以公式而言,对某些读者而言,似乎不太好理解,因此特地将衡商公式转换成图示的形式,以方便释义。

衡商是平衡与均衡的概念,如果需要借用某种事物来形容,那么就可以将衡商的公式比喻为一条船。

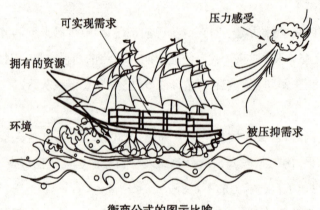

衡商公式的图示比喻

由图所示:

(1)实现需求所具备的资源是船帆和船身,每个人所具有不同的资源,决定了不同船体的大小,也决定了所承载货物的多少。

(2)可实现需求就是货物,可实现需求多,货物也多,但是如果盲目超载,超出自身具备资源所能够承载的范围,反而容易颠覆。

(3)被压抑的需求像是压舱物,太少,船不够维持稳定;太多,就无法承载应有的货物(需求),也容易导致问题,对前进也就形成阻碍。

(4)外界压力像是风,适度的风(压力)才会有助于前进,太弱或太强都会引起问题。

(5)环境像是海浪,能载舟也能覆舟,太单一的环境像是浅浅的小水湾,对大船反而变成了约束;太恶劣的环境像是凶险的大海,产生阻力甚至遭受灭顶之灾。

以船来比喻衡商未必非常合理,但是却直观。相关参数与彼此关系也并非像图示这样简单,例如船只的构成与资源的获得,深受成长环境的影响,而非独立的存在;每个人都有自己负载的偏好与均衡措施;独立船只的抗风险性较低,但拥有爱并在集体中更安全更稳定,关于爱的问题会在第 8 章做详细的解释。

1.4 衡商用来做什么?

衡商是一个心理学的模型,我们的需求、能力、特长、喜好,与日常生活以及言行举止有着密切的关系,即内心世界在构建时,假如相关经验、技能以及需求和环境相融洽,内心就比较健康,呈现稳定的结构。但是假如需求众多而又缺乏相关的资源,即经验、技能不能支持应对环境变化,不能满足自己内心的时候,这个时候心态是散乱而焦虑的,就疲于应付各种各样的状况。

但是衡商不能用来相互比较,不适宜像智商一样,用来评判自身与他人水平的相对高低。衡商的易变性,只能用于对自己需求的正确认识,帮助分析自己的不足,能够让我们舍弃掉许多细枝末节,把时间和精力放到正确的方向上,从而变得更加快乐。

衡商是一种心理学分析的方法,一般只用作对自身的考量,例如可以细致的思考近期情绪低落的原因,如何通过其他的方式来弥补;我们的长处在哪里;如何合理地躲避压力等等。所以最好一次只分析一个重要的因素,没头绪的人,才会所有项目通盘考虑,反而更容易导致混乱。

当然对不了解衡商的人来说,可以通过有经验的人来帮助自己进行初步的分析,明确重点,抽丝剥茧地去掉一些杂骛,着重解决自己内心真实的首要需求,排解或者避开外界的压力,明确方向,然后在掌握这一方法后,在日后慢慢完善,从而更加准确而细致地分析自己的心理,正确地认清自己,做出正确的决定。

想用一个简单的公式来表征心理状态,本就是一件不太容易的事情,但是并非做不到,只是如果纯以枯燥的公式分析入手,很多读者就一定会感觉头疼,那是因为我们平时喜欢将心理作为一个整体来看待。其实现实状况并非如此,理享认为人类的心理是一系列连续选择和对比判断的结果,采用矢量思维模式才更符合现代社会的现状。

为了帮助大家了解并掌握衡商,我们需要一层层地来展开衡商公式的奥秘。下一章,将逐步地分析衡商的推导过程,首先要说的是什么影响到我们内心的需求,关于四个基本自然法则问题。

2 四个基本自然法则

如何将复杂的心理学解释得简单易懂,这是一个问题,如果直接从心理学常识开始讲起,比如意识、知觉、认知、记忆、行为、人格、关系,甚至讲述神经科学和犯罪的异常心理,就会让读者望而却步,讲述这类知识的书非常多,感兴趣的读者可择优阅读。

其实心理学就是一门有趣的学问,无论以何种方式来探究心理的本质,以何种语言来描述,心理学都是一门关注自身、帮助认清自己以便能够更好的生活,让自己更加幸福快乐的学问,也是一门帮助自己走向成功、能够保持良好的心态,以便坦然的面对一切的困境和压力、能够正确的与他人相处并共同获得快乐和提高的学问。

作为心理学研究者,有必要从最基础的知识抽丝剥茧、层层递进地讲述心理学,让大家能够了解它并热爱它,能够用它来解决实际的问题,而非曲高和寡,成为少数人研究的专利。

另外从意识产生的器官——大脑来说,它是我们身体的一部分,思维活动就是大脑的思考,大脑思考所产生的电信号与化学分泌,也可以看成是一种物质反应。如果思维本身不能脱离物质,就不能脱离构成生命的基础蛋白质所遵循的最基本的生存原则和本能,即趋向温暖、获取能量和躲避危险。

人类虽然经过千百万年进化,心理看似复杂,但是归根结底,化繁归简,从生物角度来说,总是会遵循一些基本的原则,存在简单的数条法则支配人类的整个日常行为。

归纳起来有四个简单的基本概念,即"**获取能量**""**获得快乐**""**降低消耗**""**逃避惩罚**",这四个概念源于自然,所以称之为"**四个基本自然法则**"。

2.1 四个基本自然法则是什么?

人为万物之灵长,却又不可能脱离生命基础形式的约束,因此作为一种生命体,人类必然要遵循获取能量和降低消耗的生理需求。

不获得能量,人类就无法生存,甚至万物都不会进化,整个生命的进化过程以及繁殖生育,首先就是由获得能量来推动的。

其次,为了更好地生存,获得能量是远远不够的,在自然生存过程中处处充满危机,因此合理的降低消耗才会有助于生存。

从人类生产与生活的角度来看,这两条是生存史上最为重要的头等大事,饿了就要吃饭,民以食为天,所以要捕猎、采集,从自然界中获取的食物不够吃,人类才会想办法放牧、种植。为了降低消耗,寒冷了以后就需要穿衣保暖,要点燃篝火,而篝火让原始部落的人们聚集在一起,从而产生更多语言交流的需要。

人类协作也是基于这两个最基本的原则,只有共同协作才能更好地降低个人消耗,才能够以最低的付出得到更多的能量,因而逐渐形成更大的部落,促进了集体智力的发展,个人就能从群体生活中获得更多的利益。

而获得基本生存以后,人类就不再满足于有什么吃什么、有什么穿什么的最基本生理需求,而是向往拥有更多的收获,这样才能在以后困难降临时,不至于忍饥挨饿,不必和残酷的自然环境斗争,因而人类的需求逐渐转向更高的需求层次。

可以想象,拥有最多资源的人可以轻松地应对并逃避艰苦的生活,因而也就拥有了更多的安全感和快乐。当人们意识到可以利用自身所拥有的资源去役使他人承担危险、可以拥有优先交配权时,对资源的渴望也就超越了实际的需求。

社会进一步发展,物质生活进一步丰富,当人们有更多可选择的范围时,在获取能量和降低能量消耗的因素中就掺杂了更多的个人偏好,转而追寻如何获得最大的快乐。因此,快乐的基础是获得,无论是物质的还是精神的,得到就快乐,得不到就会让人感觉沮丧和失落。

但资源终归有限,有人获取就有人失去,无法拥有资源的,就更容易面临惩罚,例如更容易忍饥挨饿、更容易受到欺压和剥削,也更容易面临死亡的危险,自然也就很难感受到快乐,因此获得快乐和逃避惩罚是心理需求的最为基础的一体两面,互为因果,相互影响。

获取能量和降低消耗是所有动物都遵循的准则,特别在低等级动物身上,这两个原则是一切选择和决定的基础。对人类而言,似乎这两条原则并不那么明显,实际上会以更加隐含的方式来显现,时时刻刻影响到从思维到生活的方方面面。

对缺乏完善神经系统的动物们而言,还远远达不到获得快乐和逃避惩罚的心理层面高度,而仅仅感受到的是一种舒适感。舒适感是吃饱了不饿、睡足了不困、能够自由地生活,暂时不会面临饥荒和危险。当然对人类而言,并不总是喜欢竞争、拼搏,也同样喜欢这种简单的舒适感,不喜欢多想、多做,日常的行为不需要什么获得快乐和逃避惩罚的评判。但是如果只是这样,人类的智慧就不会开化,正是由于对快乐不断索取,对惩罚的恐慌与积极防范,才会促使智力开发,变成万物之灵长。

如图所示:

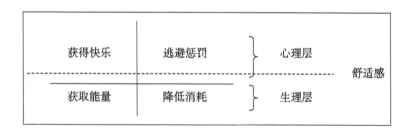

四个基本自然原则的示意图

关于四个基本自然法则对意识起源以及对智慧形成的影响问题,请参看理享撰写的《心理起源探秘——原生心理学》。

下面将进一步分析四个基本自然法则的形成与相互关系的问题。

2.2 获取能量

生命即生存,如果想生存,就必须获得能量来延续生命,因而驱动了所有生物的日常行为。

心理不是一种脱离物质束缚的纯意识产物,而是和生理状态密不可分。同时**宇宙是物质的,物质间的相互作用表现为能量。人类也是物质的,人类大脑的思维,是一种电化学反应,其实也是一种能量的传导**。

所以,人类获取能量虽然统称为吃饭,其本质是获取能量,通过身体精密的结构,分配给每一个需要能量的器官,当然也包括大脑。

人类的食物多种多样,但分解为基础构成,主要成分不过是脂肪、蛋白质和糖。糖能够顺利地进入脑屏障被大脑利用,实际上大脑几乎也只能利用糖这种简单的食物,当然大脑还需要一些胱甘肽、卵磷脂、维生素和某些微量元素。

不仅仅是大脑,人类整体的消化系统——肠胃,也存在甜味的受体,以方便我们感知甜味并顺利地吸收。

甜味的受体广泛地存在于动物的身体中,特别是食草类动物,因为植物细胞的主要构成部分——纤维素,本身也是一种多糖。动物们对糖的喜爱,与最低的消耗原则有关。消化需要消耗能量,而糖是可以被最快吸收和利用的食物,也最容易引起肉体的满足感和精神的愉悦感。

对人类而言,味觉也是最容易引起愉悦的感觉,母乳中含有乳糖,能够带给婴儿生存的安全感和满足感,因而成为婴儿的幸福源泉。

脂肪和蛋白质也是如此,对原始人类而言,在篝火上烧烤着的、那种混合脂肪和蛋白质焦香的味道,不仅仅填饱了肚皮,更象征着安全、温暖,以及随之而来的饱暖思淫欲,牢牢的镌刻在人类灵魂的深处。

美国心理学家凯利·麦格尼格尔也说:"人类之所以喜欢甜食和脂肪,是因为人类历史上不断出现的食物短缺年代,多余的身体脂肪能救人一命,而爱吃甜食能让人活下去。我们的祖先曾得益于甜食,所以保持着嗜甜的本能。"

可见民以食为天不是笑谈,而是整个生命构成的基础。

2.3 降低消耗

降低消耗也可以称为节约能量,和获得能量一样,是保障生存的必要手段。

如果宇宙是物质的，物质间的相互作用表现为能量，人类大脑的思维，是一种电化学反应，其实也是一种能量的传导，那么我们就可以认为，**人和人类大脑也会遵循最基本的物理原理，即最短传输途径可以带来最低的能量消耗。**

有科学报告称人类在近两万多年以来，大脑的容积实际在减小，有人认为这是社会协作导致我们不需要处理太多太复杂的事物所致。实际并非如此，没有道理说现代生活还不如两万年前复杂。理享认为这是因为**我们人类大脑更加复杂了，为了减少运算的能量消耗，而不得不减小体积，这样神经元就可以彼此挨得更近，传输速度就会更快、传输效率就会更高了。**

另外剑桥大学生物学教授西蒙·劳克林研究证明，大脑的处理能力不是无限的，大脑的能量消耗正在限制大脑往更高层次进化。

即便人类在进化过程中大脑皮层更加发达，褶皱更深以便容纳更多的脑细胞，但是神经想要生成新的结构，就需要能量的支持，而大脑只依靠两根血管供给能量的状况不可能得到彻底的改善，所以很有可能，人类现在足够聪明，但是已经快要触及到发展的极限了。

无论怎样争论，理享都认为有这样一个不容回避的事实，即**生物的器官生成，除为了更好地获取能量以外，就是为了降低消耗。**

最初的生物很简单，但是伴随进化，生物的结构变得日趋复杂，为了降低消耗，部分细胞慢慢地聚集组织在一起，形成了相应的器官。独立的器官消耗总比遍布于身体每一个角落而无序的细胞综合消耗少，专业化的独立器官更有助于生存。

在自然进化面前，"贪污和浪费是极大的犯罪"，所以只有低等的生物才会将整个感官细胞分布开，而高等级的生物，除了那些特化的以外，几乎没有额外浪费能量的器官。生物进化是一种适者生存的过程，能吃能节约才是生存的王道。

获取能量总是源于外界，而外界能量的获取和供应永远是不稳定的，所以动物们进化出相应的功能以抵御外界的恶劣环境，例如有的动物会冬眠，有的动物饱餐一顿后数周乃至数月可以不用进食，又或者长出长长的毛发和脂肪层来应对食物的匮乏和环境的恶劣。

对人类而言就复杂得多。一个是生理层面的，人类和动物一样，也需要降低消耗，但是表现得更为隐性。以视力为例，男性的视野范围要小于女性，但是对速度、距离和方位的判断，却优于女性。人类学家解释男人需要打猎，所以需要看得远而准，女人负责采集和养育，所以需要更宽泛的视野，但是为何男性和女性的视力不都变得又宽又远？为何要存在这种差异？

  对野外的猎人而言，缩小视力范围才能更好地判断猎物大小、方向、形体，以及危险程度。捕猎是首要的因素，即便有对周围环境观察的需求，但是大脑无法同时处理太多的信息，无法一次性杀死猎物所带来的危险，也超越了环境危险的程度，所以这种进化是最符合降低消耗原则并提高捕猎成功率的做法。

  在心理学上，这种行为叫做选择性注意力，优秀的运动员都懂得如何克制自己的视线和思维，避免周围环境的影响，这样才能在最短的时间里做出最快的反应。可以认为，这是大脑受限于能源供应，不得已做出的取舍，是保证成功率的关键。

  降低消耗另一个层面是关于智力的，当人们专注于某些事情时就会忘记另一些事，就好像玩游戏忘记了吃饭，用心读书时听不到外界的干扰，深入思考时瞳孔会缩小，当我们大脑某一部分兴奋时就会压抑另一部分，因为大脑需要集中能量供给主要的活跃区域，自动忽略并削弱其他"次要"信息的处理。

  对"无害"和"无用"信息的屏蔽，是人类大脑天生的功能之一，就好像住在海边听不到海浪声、住在火车道旁听不到火车声音、听不到家人的打鼾声。其实大脑并没有完全屏蔽这些信号，假如熟悉的信号出现强弱变化，就有可能重新唤起关注。

  大脑对外界信号的屏蔽，是一种节约能源跳过相关处理环节直接获得结果的方法，大致可以分为三种：第一种是完全不经过大脑的神经反射，例如膝跳反射，大约50毫秒就可以产生反应，用以应对外界的刺激和伤害；第二种是经过大脑处理，但是不需要运算，例如熟练的司机、音乐家、运动员，都不需要考虑如何做出相应的动作；第三种才是真正需要大脑参与的活动，例如理享在创作《衡商》和《原生心理学》时需要开动全部脑力，或者我们新学习某种技能时，总会手忙脚乱地忙不停，不是忘了这个就是忘了那个。需要说明的是，第三种大脑神经活动，看似重要，其实真的只占日常生活的很小一部分，或者说，在历史长河中，对大部分人而言，它始终只占一小部分。

人们在处理复杂信息所表现出来的头脑发胀、口干舌燥、手足无措和语无伦次,正是大脑无法有序处理信息的反应,过度的信息导致大脑超负荷运行,这时候最好的方法是冷静下来,慢慢地想一想,甚至放一放。古人云:"功夫在诗外",把繁杂的事情放一放,其实有利于大脑进行正确的思考,就好像千军万马过独木桥,要不然大家排队有序地进行,要不然等待搭建起新的桥梁。

大脑有些类似于一个电力供应受限的加工厂,为保证当前急需部件的生产,只能临时关停或者限制某些闲置设备的电源,要不然就等待一下,重新排排序,把那些重要的优先处理,这才是符合自然界规律的。可惜大部分人并不明白这样简单的道理,总是疲于奔命地忙于应付各种不擅长的事宜,不顾大脑提出的抗议。

自然进化极其缓慢,人类等不及大脑改变构造去适应,所以就通过工具和有计划、有组织的活动去解决问题,从某种程度上来说,这样做很有效率,但是也容易产生失衡和混乱状况。

更多关于降低消耗的例子将在后续的潜意识和惯性部分来讲解,给大家更多的例证来说明这一问题的重要性。

2.4 获得快乐

有句话说得好,抓住男人,就得要先抓住他的胃。不要把男人们当做吃货,这句话其实对女人也一样,也几乎对所有人都管用。抓住胃的意义不在于吃饱,而是肠胃充足所带来的舒适感、满足感,以及味蕾所带来的快感和精神的愉悦。

美食,是很直接获得快乐的重要方式,古今中外的各个民族与宗教,重大节日和祭祀,也大多和食物有关。其背后的原因就是快乐,这种快乐从婴儿出生时就根植于我们的内心里。

获得快乐当然不仅仅局限于食物,人类通过耕种、畜牧、住房、服装以及各种供暖和保暖的措施来保证生存,但是低限度的温饱很难让我们满足,甚至导致恐慌。而人类拥有了思想,同时也拥有了欲望,所以只有拥有远超出自身需求的资源,才能够获得心理的满足感,并逐渐随着社会、阶级、智力的发展,从基础的生存需求,逐渐转变成为拥有资源数量级和珍惜程度的虚荣心需求,从而引发各种各样的问题。

人是社会性动物,一旦摆脱了最基本的生存需求时,就更加渴望增强自身生存能力以及融入周围环境并得到认同,这是一种更加高级的快乐形式,能够更永恒和持久的保障生存,提高安全性、幸福感和满足感,但是人类把这种原本简单的事情搞得极其复杂。

人和动物都有欲望,需求都会引发冲动,动物们的冲动更加原始,这是因为它们没有进化出更加复杂的大脑结构。

动物们的大脑大概相当于人类的古大脑,是生命中枢的所在区域,依靠生物钟和本能发挥作用。人类的大脑皮层称为新大脑,是古大脑功能的扩展和延伸,依靠刺激发挥功能,让我们可以进行复杂的思考,也能克制自己的欲望,并控制自身的行为。

人类对自身的控制能力与年龄有关,这种模式由斯坦福大学神经生物学家罗伯特·萨珀斯基经过实验而证实,他认为婴幼儿显得更加冲动,是因为冲动来自大脑核心部位,而位于前额叶的灰质部分此时还未完全发育成熟。

婴幼儿前额叶的灰质部分还未发育成熟,所以他们对快感的满足以及情感的满足就显得很直接,欲望满足也很容易,吃饱喝足穿暖,身体感觉舒适,看到亲人的笑脸并获得拥抱就可以了。

长大以后获得快乐就麻烦得多,因为快乐不再是一些很基本的需求,而是掺杂了许多外界的因素。我们所做的每一件事都和身边的人有关,或是家人伙伴,或是同学同事战友;也可能是各种规范者,例如老师、老板、警察;还有各种各样的交集,比如恋人、共同的兴趣爱好者、生意合作伙伴等等。我们身处在社会中,过去那种在父母怀抱中予取予求式的简单快乐一去不复返,随之而来的是责任的增加以及允许犯错误的概率减少,只能通过担任某一特定任务角色,拥有相关的知识、技能、资源以及心理特征,才能够继续获得快乐。

长大后的快乐不再具有普适性,儿童时期对快乐的追求是明确而执著的,但是成人的快乐则抽象模糊得多,因为许多人并不知道自己想要什么样的快乐。

从某种程度上讲,快乐是一种个人与其所生活的环境以及共同认知群体的良好情绪反应,我们的言行符合大众利益,能够引起更多人的共鸣和认可,才更加值得努力和付出,才能够获得最高质量和最持久的快乐。这是人类不断探索、追寻,不断创造发明新事物的源泉,也是人类能够创造璀璨文明和灿烂文化的根本,更是为超越自我体验极限运动的主要原因。

但是这种快乐很难拥有,需要长时间积累知识与经验,需要不断地探索,所以许多人就转而寻求更加简单便捷的快乐,甚至产生负面的行为,暴饮暴食、酗酒抽烟、欺压、谎言、赌博、暴力甚至是吸毒和泛滥的性行为,企图用一时的快乐来抵消内心的困扰。

负面行为的优点是易得性,对个人而言是快乐,但对周围的人可能带来干扰和痛苦。同时负面行为也有所区别,例如暴饮暴食和抽烟酗酒基本是个人行为,至多影响家人,但是暴力行为则是将个人快乐凌驾于他人的痛苦之上,只考虑自身利益和快感,罔顾他人感受。

从行为上来讲,或许负面行为者的大脑前额叶存在着某些问题,现代的脑科学也可以提出相关佐证,但是勿以此种理由为借口,人类对快乐的追求是多重的,许多行为还包含着逃避惩罚的原因。

关于人类为何会出现超越自我以及产生欺压和暴力行为的问题,将在第6章第4节的严重失衡和自我超越部分进行更详细的解析。

2.5　逃避惩罚

许多人的行为,表面上看是追求快乐,从更深层次原因看是为了逃避惩罚。获得快乐与逃避惩罚,与获取能量和降低消耗一样,同样是一体两面的问题。只不过**获得快乐的基础是获得能量和降低消耗,而逃避惩罚的基础则是无法获得能量和无法降低消耗。**

无法获得能量、无法降低消耗是生理层面的,会让我们感觉寒冷、饥饿,甚至让人心情变得更糟糕,寂寞在寒冷时更深刻。继而这种无法获得的感觉会上升到心理层面,例如得不到他人的认可,会带来孤立、寂寞、空虚等感觉,进而产生压力、混乱和焦虑。

生理层面所产生的内驱力,是基本而原始的,极大影响到我们的思维和行为。有道是有志之人立长志,无志之人常立志,常立志的人,除了目标设定错误以外,往往受身体舒适感的影响，比如感觉太苦、太累、太枯燥，不适感让他们选择逃避，另设定一个新目标似乎比眼前继续吃苦更加合理。

逃避或是放弃，是从婴儿时期就开始的体验。世界太大，不是想去就能去，更不是想走就能走的，个人能力永远无法和无穷无尽的欲望相匹配，所以孩子很快就会明白，有些东西不是通过努力或者哭闹就能得到的。

逃避惩罚往往伴随着无法得到快乐，就好像我们很难喜欢那些自己无法掌控的游戏，例如有人打牌可以彻夜不眠，有人看球可以退掉约会，但是对另外一部分人而言，无法从打牌或看球中获得快乐，自然不愿意参与，从而另外选择其他的活动。但是假如有人以强硬的态度逼迫参加时，在别人眼中显得很快乐的事情反而变成惩罚，过高的要求与压力就会让人产生逃避的心理。这在儿童身上很常见，有些孩子不喜欢参加某项活动时，就会头疼腿疼肚子疼，一旦允许他待在家里就立刻会好转。

长大后的逃避隐晦许多，我们不想直接表达自己的感受，有时候是不想被别人认为自己无能，所以就给自己的逃避编造更多和看似"更合理"的理由，例如压抑自身的需求，不让别人知道自己想要而得不到；有时候是选择性遗忘，对某些事物采取视而不见的态度；或是否定和拒绝，通过扭曲和转变参照标准的方式，拒绝参与其中；还可能寻找借口，例如自己很忙。

逃避痛苦与获得快乐往往混淆在一起，例如工作拖延问题。**拖延**，就是在一个不断逃避最大压力、最不擅长、带来最多痛苦的工作，转而先去着手解决那些没有太大压力、能够胜任、能够让自己感觉安心和舒适的轻松工作。

但拖延也有不同的类型，例如有些人的拖延，是以眼前的小快乐来替代无法完成任务的痛苦，直到时间不再允许拖延，即越拖延遭受惩罚的程度会越高，因而不得不着手加以解决，此时小快乐已经不足以弥补痛苦。

另有一部分人的拖延恰恰相反，是以更多快乐为目的的，先满足于眼前的小快乐，把重要的事情拖一拖，然后在最后关键时刻一次性解决。这种做法一方面可以在前期准备更充分，另外完成那些越紧急、压力越大的任务，获得的快乐也越多，自我成就感也就越强烈。

大部分人的逃避行为都算比较正常，例如喜欢以推诿、寻找借口、以某些替代性的行为来行逃避的事实，但是少数人则采取了极端的逃避行为，例如自我封闭或者情感退化。自我封闭是一种隔绝,人类有一个善于自我欺骗的大脑,有时候分不清现实和想象,许多人会退缩到自己的世界中,就好像外界真实的世界是虚幻的,自己幻想的世界是现实,这样才会感觉舒适。

情感退化是一种反成熟的现象,在遇到挫折和伤害时,会涕泪滂沱,会吵闹,有时候会蛮不讲理甚至躲在墙角用手捂住耳朵不看不听。退化行为在幼儿身上较常出现,有证据显示,幼儿表现的退化行为比实际年龄倒退一年到一年半左右。但是对于成人而言,无法估量和推测他们会倒退多久,因为有的人是真的情感退化,是一种逃避惩罚的行为,例如有些人在与同事产生争执时突然爆发出不应有的情绪,一般而言,在职场上采取这种措施,往往得不偿失,事后也会后悔不迭。而有的人则是利用这种行为来获得更多的利益,这就好像能哭的孩子多吃奶一样,许多夫妻在闹纠纷时,哭闹的一方(多为女士)往往更容易争取主动和利益,还会产生许多下次的下次。

当能够选择合理逃避时,很少有人愿意去尝试那些自己无法控制的行为,**合理的逃避才会幸福**。现代生活的压力实在太大,**不合理的逃避会将对某种事物的恐惧压缩到潜意识中,进而在日后遇到相同的状况时,产生更多的焦虑**。例如演讲恐惧症很普遍,能够当众自如演讲正常发挥的人极其少,但是许多人在小时候表现还比较正常,只是随着年龄的增长,随着一次次当众发言恐惧感增强,最终使演讲成为最令人感到惧怕的事情之一。若无法逃避,当众演讲甚至会导致一些人精神高度紧张,乃至崩溃的程度。

所以**趋利避害,是我们每一个人心理都会遵守的基本原则,也是最为基本的自然法则。**

以上的四个自然法则和我们密切相关,其中获取能量和避免消耗,是动物们需要遵守的基本准则,动物的等级越低级,就越占据决定性的作用。获得快乐和逃避惩罚,则是心理层面的需求,也是人类心理的最基本动机。这四个基本自然法则对立统一,共同左右着人类的行为,而且彼此间融合,很多事情很难单一的判断其基本原因,往往是两个或是三个、四个法则共同作用的结果,理解了这一点,就有助于我们分析真实的内在需求。

同理,这四个自然法则也适用于那些给我们施加压力的人,当我们以一颗宽容而冷静的心去看待周边事物时,会发现其实每一个人的一言一行,都遵循了这最基本的观点。

再看一下衡商的公式:

$$衡商 = \frac{可实现需求 \times 实现需求所具备的资源}{被压抑的需求 \times 外界压力感受 \times 环境}$$

由公式,应该可以想到这样几个问题:

第一,为何说这四个基本自然法则是基础呢?因为无论是内心的需求,还是外界给我们压力的人,以及我们对精神和物质需求的追寻与求索,都受这四个基本的自然法则影响。

第二,衡商的公式有许多的参数,如果每一个参数都会变动,就给衡商的计算带来更多的复杂性和不准确性,所以有必要抓住最为基本的因素。人类心理需要一个稳固的基础,才能继续做出正确的分析,否则没有判定的基础,自然难以得到明确的答案。

第三,人的心理是与外界互动的,是一个动态的过程,我们做出决定并非一成不变,而是因时因地因人而异地随时变化,这种变化必然有相关性。

第四,我们越弱小,感受到的外界压力就越大,个人获得快乐和逃避惩罚的方法,越要遵循外界的规则。受到的外界压力越大,就会产生越多的变动,甚至导致精神和物质方面的需求,并非是自己想要的。

第五,当足够强大时,或许可以改变外界的压力,尽力满足自身的需求,获得快乐和逃避惩罚的方法,就会干扰到他人。当然这种强大未必是内心的强大,也很有可能是利用了某种权势和利益的壁垒。

第六,利用了某种权势和利益的壁垒,是一种主动让环境变得可控的方法,这样才能以最低的成本获得更多的利益,从而让自己变得更加强大。

所以,仅有这四个基本自然法则是肯定不够的,既然人类心理需求是一个连续的动态过程,就需要深入分析需求以及做出最终决定的过程,这样才能更好地理解人类的心理,下一章会继续分析人类的思维特点问题。

3 思维特点和惯性思维

虽然获取能量、降低消耗、获得快乐和逃避惩罚可以解释许多日常的行为,但是却还不能完美地解释所有问题,例如为什么有些人喜欢变来变去;为何有些人喜欢口是心非,明知道自己说的话没有人相信,却坚持咬定自己是正确的;为何还有一些事情明知道是错的,例如吸烟酗酒撒谎,对各种警告置若罔闻,还要持续去做?为何有时候明知道领导或者父母说的是错误的,但是却不反驳,依然遵照执行?为什么有时候有新的方法和工具,却坚持使用一些笨方法;有时候明明不喜欢自己生活的环境,却不愿意努力改善呢?

人类心理是复杂的,可也并非无序可循,本章将延续上一章四个基本自然法则,进一步对人类的思维加以阐释。

3.1 大脑的特点

在衡商的公式里,A_1、A_2 的需求和 B 的资源,内容有相似之处也有所区别,例如我们想拥有稳定的家庭和已经拥有稳定的家庭并能够享受到关爱和温暖是两种概念。并非所有的需求都可以得到满足,有些是可遇不可求的,例如爱情;有些是处于一种竞争的状态,即人人都想拥有,例如权利,所以我们应从自己能控制的部分来入手。通常,**资源是社会性和竞争性的,是难以掌控的,所以应优先考虑从内因的角度来解决**,大多数情况下,我们能控制的只有自己。所以应考虑优先从知识和技能入手,尽量地提高自己应对压力和实现愿望的能力,减少对外界的要求,这样才更容易感觉到快乐。但是在此之前,还需要分析一下人类思维特点的问题。

人类有思想、有意识,这是大脑活动的结果,产生于大脑数十亿神经细胞之间,难以想象地复杂相互作用。有意识,我们才能认识事物的存在,也能够知道自己的存在,还可以体会到世界和人类的不同,理性和思维也就应运而生。

但是同样的外界刺激不一定能产生同样的思维结果,这与人类的大脑结构是有关的,取决于每一个人不同的大脑链接与区域的差距。

这不必大惊小怪,如果我们认可人类存在外貌和体型的差异,就应该承认智力的差异,如果智力存在差异,最简单的解释就是,人类的大脑本来就与众不同,就如同每一个人有不同的指纹,有不同的虹膜特征,就应该有不同的"脑纹"(只是针对指纹和虹膜而言)和大脑神经链接的特点,只不过这一切在目前为止还是不可见的。

现代科学虽然极速发展,但是对大脑的研究还非常的滞后,所使用的"先进科学设备",也只能侦测数平方毫米以内大脑组织受刺激后的共同反应。可是要知道,每平方毫米分布的脑细胞数以万计,当然这也是推算,因为目前的技术还不能仔细分辨,因此在不同的文章中会有不同的数字,这也算是正常的。

哈佛医学院和麻省医院的神经系统科学家范·韦登通过扩散光谱核磁共振追踪了水分子沿着脑纤维交叉点的运动,探索了大脑细胞的方向,展示出不同的脑细胞并非一束束并排在一起,而是与其他脑细胞形成了堆叠交叉的三维网格,就好像一层层密集堆叠的纱网。而且科学家还发大脑细胞的堆叠随着脑回而产生扭曲,并非均匀分布,有些区域多,而有些区域少。据此可以推测,人类大脑的链接状况,决定了智力水平和智力层次,也符合四个基本自然法则中降低能量消耗的原则,因为**大脑这种三维网格,是有序的网状结构,这种排列方式使神经间的通讯更直接更容易,链接线路更短,也就更加节约能量。**

如果这还不能说明问题,那么就再说一下关于思维层面的学习和记忆的问题,**人类的大脑明显的存在用进废退现象。**

前面说过,生物细胞聚集在一起形成器官,是为了更好地发挥作用,并节约能源,假如不能持续地发挥作用,从节约能量的原则考虑,该部分细胞就会退化,慢慢地失去作用。这种退化,从遗传和进化的角度来看,需要很久的时间,例如在山洞里的小鱼,长时间在暗淡无光的环境下生存,眼睛就会退化。

对人类也是如此,就像不用咀嚼太硬的食物,牙齿就退化了。对智力而言,显得复杂一些,而且退化速度会快得多。首先如果没有合适的刺激,大脑根本就不会开发出相应的功能,就好像世界各地发现的狼孩一样,在智力发育早期没有经过恰当的刺激,就不能拥有相应的能力,例如无法拥有语言和逻辑推理这种比较高级的智力活动。

在人类历史上也做过相应的实验,古希腊历史学家希罗多德所撰写的《希波战争史》中提到,古埃及法老普萨美提克二世曾经做过相关实验,把两个刚出生的婴儿隔离在山洞里,不与人接触和交流,以确定孩子长大以后是否能够说埃及语,其目的是为了验证埃及语是否是人类最初始的语言。结果自然不需要说了,白白地多了两个牺牲品。

成人以后情况也大致如此,长期用不到的知识会遗忘,长久不联系的人也会遗忘,许多知识只会保留在一个模糊的记忆中。即便我们最熟悉最常用的语言也存在这种状况,有些人长期定居国外,已经熟悉了居住地的语言环境,反而难以熟练地运用母语,可见退化是很正常的状况。

曾经有种说法,叫做人类的大脑只开发了十分之一,所以我们还有无穷无尽的潜力可以开发,从节约能量的角度来说,这是不成立的。只开发了百分之十?百分之九十都闲着?那么大脑那一直闲着的百分之九十肯定也不可能被开发,只能为了减少能量的消耗而逐渐地萎缩,所以这种想法充其量为那些缺乏明确目标和动力的人注入一剂强心针,让他们重新看到希望,从而产生出斗志,能够更加集中精力应对和克服困难罢了。

反之,开发也不是没有限制,现代社会人类对智力要求如此之高,甚至希望能够和计算机相关联,以便快速而便捷地获取海量的知识。可是大脑的运作形式依然古老,虽然人类大脑具有独特的想象、推理、逻辑以及情感等能力,但是无限制地对大脑潜能进行开发,也很容易导致大脑受损甚至崩溃。没错,大脑的神经系统可以对外界刺激产生感知,也可以快速地适应,但是从生理的角度而言,人类文明史只有短短的数万年世界,根本无力跟上这种变化,大脑神经链接的增长,远远落后于人类的欲望。

人类学习是一个逐步积累、完善的过程，有些知识记不住，一般有两种原因。

第一，学习的时间和频率还不够。

大脑还未形成相应的神经链接，所以在这之前，过度的知识只能让人感觉烦闷和头疼，这就好像英文单词还没记住多少，就去看大段的英文名著一样，我们根本没有能力去理解文章的核心思想，去体会文章的精妙之处，却反而时刻纠结于某些单词的释义。

只有积累了足够的基础知识以后，大脑形成了对某一知识领域的整体认识，才能够更快速诠释其具体内容，甚至可以举一反三地创造出新的观念。理解这一问题非常重要，学习任何知识都是如此，心理学也一样，多少人无法阅读心理学经典著作，首先就是难以越过名词关，被意识、感觉、知觉、思维、记忆、想象、情感、动机、人格等名词所困扰，更难分清不同心理学分支的区别、经典理论、学派领袖等等，一如学习异国语言般困难，所以许多事情的道理是相通的。

在学习方面死记硬背和理解是两个不同的部分，一般说起来年轻时主要依赖硬性记忆（流体智力），年龄稍大主要依靠理解记忆（晶体智力）。前者是外来知识的堆叠，后者是对已知知识的重新加工并辅助理解新知识，有些人可以快速地利用已有经验，对某些知识重新阐释，从而记住它们。所以**记不住，要不然是学习累计的频率和累积量不足，要不然是没有构建出对某一知识进行整体分析的结构体系**，这就如同我们无法轻易地跨行业去从事某些重要的工作，例如让一个心理学家去谱写交响乐。

所以，对多数人而言，只有重复地学习、学习、再学习，不断的刺激、刺激、再刺激，才能让大脑认为这些知识是有必要而且必须记住的部分，才能够形成相应的神经链接，从而记住并理解相关知识，否则那些看似重要实际没什么用的、临时性的、在以后的岁月里不再使用的，都会慢慢地被遗忘。大脑不是容量无限大的硬盘，不可能想记住什么就记住什么，在记忆方面也缺乏精确性，如同**证人的记忆效应**。心理学研究发现，许多证人所提供的证词，带有明显的个人倾向性和主观性，准确程度欠佳。大脑更像是一个小容量的硬盘，过去的记忆通常只能保留浅浅的一丝索引和轮廓信息，大部分则扔进垃圾箱，被当做废物信息处理掉了，否则就无法保持正常的运转。

第二，记不住某些知识的原因与大脑天赋有关。

如果我们承认有人天生长的好看，有人天生神力，或者天生跑得快，就应该承认有的人在数学、语言、逻辑、艺术等领域拥有不同的天赋。这就好像无论付出怎样的努力，给予多少外在资源的支持，也不能把每一个人都培养成棋圣、奥运冠军、书法大家、钢琴家，这是人类大脑本身的倾向，而这种倾向往往是隐含的，有时候只能在机缘巧合的情况下才会被激发。

这一问题在普及化教育时容易被忽视，似乎上学就应该人人一百分，工作就应该人人很完美，规范化和流水化的模式，忽视了个体的差别。

这种状况在现代社会极其严重，就好像负责财务的人不一定对数字有感觉；负责管理的人不一定对逻辑关系有感觉；负责策划的人不一定对文字和图像有感觉。许多人的工作，是被父母辈的意志所干扰和指挥的，或是为了眼前利益而寻找一个能混口饭吃的地方，而非能够发挥自己的天赋、特长和喜好的。

要想激发天赋需要一个试错的过程，而且不同人的天赋被开发时间点也有先后之分，就好像有些人在社会上不断寻找定位，到三四十岁才猛然发现自己有某一方面的特长。在此之前，常常不知道适合做什么，经济和环境要求也不允许过高的试错成本，所以多数人都会无奈地从事某个家人认为不错的、朋友认为不错的、社会认为不错的工作，低满意度和低产出也就不足为奇。

此外天赋也有差别，就好像多数人即便付出百倍的努力，也不可能在百米跑道上跑进10秒大关，就算每天凌晨三点钟起床练球，也不可能变成万分先生。

无论是否有天赋，多数情况，强制性的重复学习是有必要的，但是许多人在努力的同时，又迷失在不了解自身明确需求的问题中，反而和自己想要的生活渐行渐远，导致更多的空虚与恐慌。

当我们通过努力而达不到目的时，除了怀疑自己的道路是否正确以外，还进一步怀疑自身的能力、怀疑付出是否值得等等。有些人难免会采取颓废、退缩的方式来对待，来逃避眼前的痛苦。

3.2 关于惯性思维

大脑除了在结构上遵循节约能量的原则,在思维上也依然如此。

惯性思维,也称为思维定势,是一种心理和行为的定向趋势,这种趋势让我们可以根据先前的记忆、感知、经验等引发一系列的习惯性的认知与行为。

惯性思维从根本上讲,是大脑在遇见新事物的时候,优先考虑从原有固化的神经链接单元调取信息的结果,这样的做法,使大脑能够最快速地反应,并且最节约能源。所以我们的言行举止,总是会遵循一定的规范,是对过去所接受的知识、经历的感受,以及经验的一种再现。

中国有句俗话说,一朝被蛇咬,十年怕井绳,还有两个成语,叫做杯弓蛇影和惊弓之鸟,这都是过去经验的反应和体现。人类的智能发育,是在与自然搏斗的过程中逐渐完善的,所以生存下来的经验十分宝贵,遇到任何事物,总是会优先地对某些关键线索进行检索,越是意义重大的,越是曾经带来严重伤害的,就越能够快速地反应。

人类的回忆,总是从某一个特性——那种可以显著代表其整体的特性为引导,逐渐地回忆起其他的相关细节。但是这种细节肯定不会包含全部,人类视觉和听觉以及大脑的记忆和回忆,有摒弃次要信息的特点,世界太过纷杂,如果想记住所有的细节,只能给大脑带来伤害。

或许有人说世界上存在有记忆超人,但是经过研究发现,几乎所有的记忆超人,都罹患有精神系统的疾病。这一问题已经由美国加州大学神经生物学教授麦高经过实验得到证实,他发现许多记忆超人的大脑结构较为特殊,记忆超群者往往是强迫症患者,他们所展现的是一种病态化的学习记忆方式,他们的日常生活并不幸福,深受过多记忆细节的困扰。

记忆和遗忘是共生的关系,那些经过大脑评判认为不重要的信息,几乎不会进入人类的大脑,大脑本身存在有某种"栅格"系统,以屏蔽那些无害的次要信息,以便把精力放到应对主要刺激方向上来。

这样的例子随时可见,对不重要的事情、信息、知识、交往对象等都会采取视而不见、听而不闻的态度，或许有人出于习惯会留意更多的细节，但通常与经历和职业特点有关。多数人即便看到，也不会真正地进行处理。有证据显示，人类眼睛每秒钟可以看到超过百万比特信息数据量的图像，但是只有不到百分之一进入脑海，更只有万分之一的实际数据得到了处理，当然那些靠眼睛和视觉吃饭的特种兵、美术家、摄影师对视觉信息处理效率会更高。

人类大脑节约能量，除了调取记忆，还善于推理和想象。推理和想象有许多的好处，它使我们可以根据以往的经验，合理的推断未来可能发生的某些利益或是伤害，这是大脑既有知识的新组合，也是创意的根本。

想象也有很多种，例如根据他人描述的状况，在自己脑海中重新形成相应的形象，这是人类文明传承的重要基础，即未必见过妖魔鬼怪，未必要经历生死搏杀，但是通过诗歌、小说、戏曲等文化媒介，就可以获得相关的经验，而不必亲力亲为。

无论是想象、推理、逻辑思维和创造能力，都需要最基本的知识基础，需要调用过去的经验和记忆内容进行再加工，以便完善整体信息。从现实意义来说，人类观察和了解事物的角度极其片面，只能根据现有的信息进行合理的推断，这样才能节约细致观察的时间和相关的能量消耗，这也是人类群居以及保证安全的最为基本的要求。

在安全的状态下，我们不太喜欢做太过细致的思考，确实生命中许多事情也不值得我们仔细去思考其来龙去脉，把所有未知细节补足。我们总是倾向于采用"最便捷、最合理"的推理和想象，这样基本上可以保障能够按照某一既定的安全模式生存。只不过这种"最便捷、最合理"的方式，是基于个人的经验，从他人的角度而言并不一定正确，所以才会在生活中看到有些人有着稀奇古怪的生活习惯，他们率性而为、毫不在意，甚至享受其中。这种差异性在不同民族、不同国家之间，就会表现地更加明显。

惯性思维贯穿了日常心理的方方面面，例如将某种功能赋予某种物体的倾向，称之为**功能固着**，就好像多数人认为曲形别针只能用来固定纸张，而有人却可以延伸出上百种应用。

从心理效应上说也是如此，例如**投射效应**，将自己的特点延伸投射到他人的身上。如心地善良的人总是感觉人人向善，而小肚鸡肠的人则总是感觉人人都在算计。这也是一种**晕轮效应**，一旦我们有某种先入为主的印象，就会据此做出推论，以其言行来解释自己的判断，中国古代智子疑邻的故事说的就是这种思维模式。

当面对大众时，人类是群居性动物，所以其个人的观念和行动屈从于群体，与多数人保持一致，是一种合理地选择。例如**羊群效应**，也叫做**从众心理**，个人很容易盲从于群体决定，无论这种决定正确还是错误，以一己之力对抗所有人的"错误"，这是非常难做到的事情。

但是极端的惯性思维也是有害的，例如**习得性无助**，这是美国心理学家塞利在1967年做实验时发现的一种现象，即我们一旦遭受挫折，就很容易留下习惯性的思维模式，否定自身的能力，甚至丧失继续尝试的信心和勇气。

关于惯性，有一种理论叫做良好的习惯只需要21天就能养成，这种观点也不仅仅局限于习惯，更多地被移植到多个领域，成为许多商家的宣传重点，这让我们感觉学习和成功是很容易的事情，想要的结果可以唾手可得。实际上并非如此，21天养成习惯，是美国医师麦斯威尔·玛尔兹在其撰写的《心理控制术：改变自我意象，改变你的人生》一书中提到，截肢患者大致需要三周左右才能接受其所遭遇的不幸，开始接受新的生活。玛尔兹医生帮助许多人改变了人生，有着非常大的影响。

实际习惯养成与学习成果和所学习的学校知识难度有直接的关系，如果考虑到获取快乐和逃避惩罚的双重因素，有些习惯只需要几天就可以长期保持，有些可能经过很久练习也未必能够养成习惯，关键还是看是能够从中获得快乐还是感觉受到惩罚。

另一个理论叫做"一万小时天才定律"，认为通过持续不断地练习和学习，大约需要一万小时，才能成为各个行业的天才式人物。每天努力学习工作八小时，大约五年的时间，就能成为某一方面的世界级大师？So sorry，那也太简单了些，如果这个理论能说得通的话，我们在学校里学习长达十六年左右的时间，最终却感觉学无所用？原因或许是一方面学校知识内容太广泛；另一方面学习内容与自身需求并不完全相符；第三，我们学习的是公共知识，公共知识的特点是人人都可以获得，因此无法产生优势。

这个问题就好像不同的企业、不同的管理者都有自己不同的风格和经营秘诀，如果大家都能按照统一的图纸生产并按照统一营销方法和管理制度来严格执行,那么就不存在差异和竞争,所以现实生活是有壁垒的,无论是专业的技能还是秘诀,无论是权利还是财富,这都是公共知识无法攻克的壁垒。

没错,学校的知识是精选的,问题在于普惠,即每一个人都学习了相同的知识。这就好像少数人每月收入十万元,多数人月平均才一千元,那少数人就算是富翁了,但如果人人月收入都提高至十万元,就无法体现优势。所以,许多知识,只有入门以后深入的摸索,能够与自身的需求相吻合,并占据有某方面的优势,才符合一万小时天才定律。再假设我们得到外力的支持,例如获得了某种权利、财富、独有知识等,则并不一定需要一万小时。

想成为"天才",必须要经过累积,让大脑形成可靠而稳定的回路,才能够最快速地吸收相关知识并作出合理的推断。即大脑所形成的思维惯性,足以支持我们成为某一行业的顶尖人才,可以用最低能量消耗的代价,来做出最快和最正确的反应速度,也具有最为合理、最接近于真实的推理和判断,这样才能做得最多、效率最高,成为有别于他人的"天才"。

无论是回忆、推理、想象,以及归纳总结抓重点等特征,都是大脑降低消耗,利用惯性的特点,所以在学习知识、打造个人能力,筹集实现需求所具备资源的时候,应考虑适应性和相关性,避免撒乱和无序。只有有组织的学习策略,才符合人类思维特点,同时也符合大脑降低消耗的特点,从而有助于衡商的稳定与提升。

4 关于意识和暗意识与潜意识

意识,可以将其分为**显意识**和**暗意识**,而暗意识,又可以分为**下意识**和**潜意识**两个部分。心理学派系众多,解释也各有不同,姑且不要纠结于词语和释义。

4.1 意识和暗意识

意识只是一种统称,是我们对外在世界的感觉和感知,也是心理的活动和评价,以及所做出的相应决策与反馈。其中,前文叙述的根据刺激大脑所做出的记忆、回忆、想象、推理等,是一种**显意识**的心理活动,我们对外界有感知,并积极地做出相应思考,这是能够被察觉的部分。

而更多的意识,发生在大脑的内部,依赖经验和习惯,并不需要过多地引导、干涉,就好像驾驶汽车、处理许多日常公务,习惯性地选择某些娱乐来打发时间,愿意找某几个固定的朋友,甚至是喜欢穿什么和吃什么,这些活动像是一种自发的需求和本能反应,不需要经过太多思考,像是集成在大脑中的后台系统,但是却主导了思想、情感和行为的模式。这一模式指导着我们的日常行为和为人处世,除非去关注它,否则就当做不存在,也不会增加烦恼,所以被称为**暗意识**。

至于运动记忆也可以归为暗意识的部分,毕竟我们与外在世界互动,需要通过运动来完成,例如抬腿就可以跑,而不需要考虑先迈哪条脚,吃饭时使用筷子,骑车、打球、洗漱等等,这是人们生活的重要组成部分,毋庸置疑,都不需要思考什么。

在做这些事情的同时,还可以干点儿别的事,例如骑车时东张西望、吃饭时聊天、走路时思考,电脑盲打打字或是用笔写字的时候,不需要思考笔画和拼写,这种模式让我们可以同时处理好两三件事情。

这种不需要经过分析与思考就做出的决定,多是人们遵从四个基本自然法则所做出的最合理的判断,更多的受过往经验,即惯性来支持,所以这部分暗意识也可以称作为**下意识**。

日常的生活有太多的惯性,包括吃什么、穿什么、用什么、听什么、说什么、做什么等等,大部分人的衣物颜色接近、选择最适口的食物,喜欢某一品牌,喜欢去某一个饭店甚至是某一个座位用餐,愿意谈论自己熟悉并且感兴趣的话题,固定的聚会或是看电影和度假。这种固定模式并非单调,而是合理搭配多姿多彩的生活,避免了选择不熟悉地点所造成的无措与尴尬,就好像我们请朋友吃饭,总会选择那些自己熟悉的饭店,这样才会降低出错的风险,将精力集中到招待朋友的主要任务上来。

人类思维存在对固定刺激以及固定行为加以优化并进行固化的特点,贯穿到日常生活与工作学习的方方面面。但是凡事有好有坏,例如现代化提供极大便利的同时,也会带来许多麻烦。

有的人一旦离开固定环境,就无法学习和工作;有的人不使用导航就会迷路;有的人没有网络就会手足无措,感觉不知道该干什么,这都是因为我们太习惯于某一种行为,一旦出现变化,大脑就无法适应的原因所致。

多数情况下,一切依靠暗意识也并无不妥,但是也可能会造成严重的事故,例如自动驾驶依赖症。

自动驾驶依赖症是一种人们对自动化交通设备的心理依赖,即便出现问题也不会采取相应的措施。自动驾驶在紧急状态和超复杂路况时依然需要驾驶人的人工控制,是否安全合理,尚且存有争论,但是在使用自动驾驶功能的航空界已然出现过多次的问题了。飞行界流传着这样的一句话,"好的判断来自于经验,而经验往往来自于坏的判断",问题在于,经验是一种思维的习惯,坏的判断却需要经过思维的判断,有时候"正确的经验",会低估事态的严重性,从而无法激起神经的正确反应。

世界上有些空难是由飞行员的自动驾驶依赖症引起的，例如 2013 年的韩亚航空 777 飞机在洛杉矶机场发生的空难，就是机长眼看着飞机高度低于跑道而且速度过快，却未曾进行干预的结果。

关于意识和下意识有一个**意识阈限**的问题。这里的意识阈限既不是赫尔巴特的观点，也不是弗洛伊德的观点，仅仅是一个针对刺激有必要调用大脑进行分析运算，或者不需要对刺激做出过多反应，仅依赖下意识就可以良好运行的界限分割。现代社会的科技进步，使我们的意识阈限大大地提高了，远离了生存危险、不需要集中精力去生死搏斗、不需要冒险才能获取食物与安全的时候，当我们着重于人与人关系沟通、考虑如何获得他人认同时，对外界刺激的判断就模糊多了，意识阈限也就不再那么明确了。

在过去，一个人可能只要求做好手头上的工作，能够养家糊口就可以了，但是现在，既要懂得育儿理论知道如何教育孩子；又要懂得投资理财规避风险；还得是情感专家，知道如何建设好家庭，学会如何沟通；在职场上更需要八面玲珑，需要应对更多事宜，才能够获得认可，取得更多的利益和更大的成就，这些与人类的大脑运作模式是不相符的，我们感觉疲惫、无奈、处处充满压力也就在所难免了。

这种压力是不可控制和不可预测的，对大脑而言也过于复杂，所以大脑无法孕育出稳定的习惯来应对。

同时我们要求的越多，能够实现的就越少，所需的资源就越多，对大脑智力的依赖性就越强，从时间和能力等角度考虑，不得不放弃或者只能简单满足的就越多，有时候反而会掩盖了真正想要的东西，特别混合了外界压力与复杂环境的时候，不得不花费精力应付眼前的事宜。

我们所接触的整个外界环境的每一个人，都存在有相同的状况，即每一个人有每一个人惯性，每一个人都喜欢获得快乐，都想逃避痛苦，所以有时候会利用某些优势，例如权利，将自己不喜欢的转移推卸到他人的身上。

心理学有一个**踢猫效应**，指的是一种坏情绪的传染，这种坏情绪会沿着等级和强弱的关系链条，向下传递，总是最弱小的那个承担不应有的痛苦。

和踢猫效应相类似的，是**替罪羊效应**，同样是坏情绪的传染，最弱小的那个就是替罪羊和软柿子,被强者当做发泄不良情绪的工具。

一般而言,我们总是某一方面的弱小者,即便有才华和能力、有一定的权利和财富,但是在另一部分人眼中,总是不够看的,所以一旦关联,就可能承受不应有的压力。这种压力有可能是领导传给下属、父母传给孩子、生产单位传给下游供货商等等,然后我们或者继续传递下去,或者到此为止默默承受,也有人采取某些措施反击回去。

所以现在重要的问题在于,如何**合理地利用暗意识,让内在好的惯性为我们服务,从而拥有独立性、自主性、创造性,面对工作与生活,有自己的判断能力和话语权**,而非被动地被他人所施加的压力推着向前走。

4.2　关于被压抑的需求和潜意识

当我们以外在的需求来替代自己的需求,以孩子、父母和领导的声音取代自己的声音,让社会和媒体的思想取代我们的思想,以身边人的行动来取代我们自己的行动,那么就会产生内外需求的不统一,就会感受到外界具有庞大的压力,不得不把一些想法和需求,压抑和隐藏到潜意识中,以符合外界的更多需求。

潜意识,多指那些心理上潜在的需求和行为取向,如果得到满足和释放,就会舒心畅快,如果继续压抑,就更容易失衡。

这种被压抑的需求往往伴随有难度高、复杂、对外界资源要求高、掌控力较低等特点。从大脑自身而言,我们要解决自身的需求,需要学习更多新的知识,也就需要建立更多更全面的神经链接,否则就很难全盘理解和掌握事情的脉络。同时,高难度需求还要求更加细致地控制,那些超出自身能力范围的需求,无疑会带来极大的压力。况且大脑本身还在有意无意地回避那些高投入、低收益,又缺乏乐趣的行为,所以越复杂的需求,就越容易被压抑起来。

这种被压抑的需求从外在资源来说也是如此,既然对外界资源要求高,必然会与他人形成更广泛和深入的竞争。

资源的本质是我有你没有,这是很重要的概念。可以从财富的角度来考虑,某个产品年销量、消费购买频次、单价以及利润都是相对固定的,如果我们可以获得订单带来收益,必然伴随他人的市场损失。如果以爱情为例更是如此,爱情具有明显的排他性和唯一性,得不到的也只能将需求暂时隐藏起来。

被压抑的需求和外界压力有着直接关系。 每个人都喜欢占据优势,不愿意承认自己的缺点和不足,缺点和不足似乎更容易招致惩罚,这是人类自我保护的基本原则,特别当外界的期望值很高的时候,有时候不承认自己有某方面的需求,反而比承认需求又得不到要容易得多。

有些外界压力是实际存在的,而有些压力则是一种借口,这两种情况造成的结果可能是不同的。真实而强大的压力,如果带有强烈的持续性和压迫性,就容易导致习得性无助现象。

习得性无助 是因为有重复性的失败经验而得出的自我否定,连续的挫折感会使人丧失继续挑战困难的意志力和动力,甚至放弃相关需求,以便使自身不再继续遭受痛苦。这本来就是大脑的一种自然反应,是应对外在不可抵抗压力的一种消极和被动的态度,这样的做法,至少可以保障有限范围的安全。

从大脑本身的结构来说,负性刺激也是一种构建神经链接的要素,但是无疑这种神经链接的优先级较高,会影响其他神经系统的运作,也影响到整体的正确判断与认知。有些人遭受打击后会从此一蹶不振,人生变得越来越灰暗,忘记曾经的光彩与希望。

挫折,会导致那些原本能够实现的需求,也被放弃,除非重新建立起目标,获得自信,这往往是源于两个方面,一个方面是正确解析和认识,一个方面是新刺激的出现。

有时候我们会有错误的认识,例如有人恋爱时受到欺骗,所以就不相信任何的真情,将自己包裹起来,不再付出真心,避免下一次的伤害。这种情况往往因为本身心理状况就不够稳定,对亲情、友情和爱情不报太多的希望,暂时的爱情甜蜜可以提升其衡商的数值,但是一旦这种平衡被打破,失败的经历就更加验证了曾经的假设。

很难说这种情况是否完全由童年不幸的经历所造成,但太多的影视作品和小说等都描述了这一情形,即幼年时遭遇家庭变故,双亲其中一方或者双方都背叛了家庭,从而在孩子幼小的心灵中植入深深的阴影。看似社会最基础最牢固的家庭都不可靠,被传扬被歌颂的爱情和亲情都可以背叛,那还有什么是可靠的呢?这种推理有一定的合理性,但是也未必完全如此,因为还有一些人可能源于成年后自身生活的不如意,缺乏稳定感和幸福感,也过于缺乏自我,所以当品尝到爱情甜蜜的时候,容易产生更多的幻想,从而感受到人生极致的快乐,即幸福感并非源于真实的感受,而是自身虚幻的构想。如果这种快乐的幻想一旦被打破,就会产生严重的反差,容易导致严重的心理失衡。

所以,彼之蜜糖,我之毒药,不同的人对不同的事物会采取不同的态度,但是是否能够有正确的认识和判断,这是很不容易的事情。我们在某一个环境与观念的影响下生存并长大,或许能感受到生活的种种不如意,但是却很难弄清楚具体的原因,所以就无法正确解析和认识了。

有时候可以在他人的帮助下弄清原委,并顺利克服困难,但是大多数还是需要时间,让我们忘记挫折与伤痛,然后将自己的某些需求压抑到潜意识中,假装不曾存在,这样才能更好地逃避痛苦,品尝眼前的快乐。

而有的人则采取更加激进的方式,利用新刺激来取代过去不好的体验,例如快速地用另一段"爱情"来取代过去失败的经历,以"快乐"来替代痛苦并逃避惩罚,这同样与个人认知有关。但是过去的"不幸"的体验很容易影响到新的爱情,有些人会用变本加厉的方式来考验新的爱情是否靠谱和长久,反而容易导致再一次的失败。

所以潜意识和意识之间存在着相互作用、相互依存、相互转变和对抗的特点,但是并非单纯的"有意识的生活被潜意识的本能所决定",而是在于我们到底有多么在乎那些未曾实现的需求,以及这些被压抑的需求是怎样的原因导致。假如是受到严重的伤害,使我们永不能忘怀,即便在梦里也想逃避时,才会显著地影响到意识的层面。但是大多数,未能实现的需求,被压抑到潜意识中,随着时间的推移,随着兴趣的改变,逐渐地就把它们给忘记了。

那种把现实的不如意归结为早期的某些挫折和经历,更像是一种借口和逃避。例如现在的懦弱可能源于小时候对某件事物的喜爱,但是却未曾得到满足甚至被父母呵斥,从而种下阴影,导致在成年后也不敢主动和积极地提出自己的要求,感觉太缺乏自我、没有主意、显得软弱。其实**人类的心理是一个逐步成长和完善的过**

程,愿意把挫折归结为早期经历的说法之所以容易被人们接受,只不过是我们的大脑善于为自己的失败寻找一个看起来合理而恰当的借口而已。之所以归结为幼儿或少儿时期的失败经历,正是因为在那个时候我们没有主动权和控制权,所有的错误不是自己的错,完全是他人(例如父母)的错误,这样的借口使我们感觉到心安。但也只有心安而已,心安之后呢?并不能解决问题不是吗?

所以被压抑的需求是多种多样的,可以分为历史原因被压抑的、当前原因被压抑的、未来原因被压抑的,还可以划分为自己欲望不被满足的、父母不许可的、社会不许可的等等,这些原因之间还会彼此产生相互影响。

总之,被压抑的需求,受历史影响越早、发生的刺激性事件越强大、越不被自己、父母、社会、规则、道德等认可,被压抑的需求就会越多,越难正确表达自己的愿望。这种压抑形成一种惯性,就会带来严重的心理失衡,会使我们明显地怀疑自己的能力,进而怀疑所拥有的一切。当然这种被压抑的需求包含了真实的需求和虚幻的需求,当我们将注意力集中于那些不切合实际需求的时候,内心是痛苦的,所以才会产生幻觉来抵消这种痛苦,以幻觉的小小快乐当做一种替代的逃避惩罚的手段。因此也就会出现,**越强的被压抑需求,就会越痛苦,也就会产生越强的幻想来弥补这一痛苦。因此,越思考这一问题,就会形成一种习惯,大脑就会为这种幻想构建新的链接,越向错误的道路前进**。逐渐地,我们就会陷入在自己营造的泥潭里,发现已经很难控制住自己的思维,幻想反过来控制住自己,只有不断通过幻想,才能继续获得快乐。

大脑不断地被各种幻想所折磨,精神就会很疲惫,大脑用进废退的特点,丧失了对其他事物的感知,因而导致很难再适应原有的生活,从而产生更多的消极情绪,进而产生更多的逃避行为,**由最开始大脑通过幻想的快乐替代不可实现需求痛苦的逃避方式,逐渐转向整体思维方式和生活方式的逃避**。负面情绪的影响,对身体也产生了干扰,疼痛、乏力、容易得病、精神不振等等,全是因为大脑是身体的重要组成部分,彼此关联导致恶性循环。

反之,**太少的被压抑需求也不是一件好事,因为体会不到被压抑需求释放时的快乐**。俗话说吃饱了蜜不甜,就是我们的愿望处处被满足,反而容易引起心理失衡的状况产生。

4.3 被压抑需求的取值范围

人类心理是很奇怪的,太多人想释放压力,想活得轻松自在,但是一旦予取予求为所欲为的时候,快乐反而远离我们,大脑很快会适应接连不断的小快乐。当快乐成为常态,不再有挑战性和间歇性的时候,大脑就会适应这种状态,从而感受不到快乐,比如不断饮酒,从一杯就倒慢慢变成连脸都不会红的状态。

有需求、有目标、做一些有挑战性的工作才会快乐,快乐来得越不易,所获得的成就感也就越强,就会感觉到自我超越,开拓新的人生和境界。所以小挫折小挑战只能获得小快乐,只有变得与众不同,才能够感觉到新奇。这种快乐伴随着远离痛苦、逃避惩罚的内在因素,因为获得成功、获得赞誉和更多利益,也就能够更好地摆脱过去种种不如意的生活,能够实现更多的愿望。所以这种成功,不同于幻想中成功的喜悦,而是真实的狂喜,这种刺激,足以让我们一次次地去追寻更高的高度。

可惜,达到更高的高度谈何容易,一次次追求更高的高度,过去的高度就变得不足为奇,即便再取得过去的成功,也难以感觉到满足,无法体验到更多的快感,随之而来的却是挫折感,所以许多看似成功的人,反而会出现严重的心理问题。有些在某些方面获得成功的人,为体验快感,转而追求特别的刺激方式,一方面寄希望于通过刺激获得灵感,另一方面也是替代眼前获得不了快乐的痛苦,这种过程就像吸毒一样,越吸越多,但是却不像吸毒那样具有易得性。每个人实现自我超越获得快乐和逃避惩罚的方式是不同的,采取的方法也不同,这一问题在第六章第四节"严重失衡和自我超越"中还会做更深入的讨论。

综上所述,**适度的潜意识具有明显的积极因素,被压抑的需求取值范围是一条位于横轴之上的 U 型曲线,过少的被压抑需求以及过多的被压抑需求,都会带来心理失衡的状况**。这种状况因人而异,只有认清自己,拥有更加坚强的信念和信心时,才可以承载更多,并为之付出努力来改善它。

下面列出四种模式的 U 型曲线示意图,以方便解析不同类型的特点。

(1) 正常的 U 型曲线:正常人的曲线,本身有一定的压力和不稳定情绪,但也有一定承受范围,在超出自身所承受范围时,也能够保持在一定范围内,不使内心出现严重问题。如下图所示。

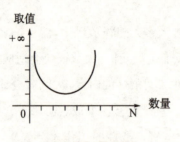

正常的 U 型曲线

(2)过激的 U 型曲线:褊狭而激进的人,本身的压力就很大,略有变动即可带来严重后果,所能承受的变化范围极小,如下图所示。

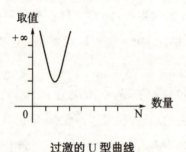

过激的 U 型曲线

(3)理想的 U 型曲线:心态良好的人,能够在更大范围内保持良好的状态,而且也有更好的承受力,如下图所示。

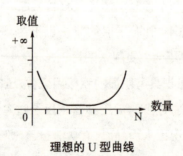

理想的 U 型曲线

(4)超凡的 U 型曲线:经过锻炼的隐士或拥有坚定信念者,他们适宜单一的环境,也没有太多被压抑的需求,对环境变动也不敏感,因而表现极为衡定,正所谓

"泰山崩于前而色不变,麋鹿兴于左而目不瞬",这种不变不是退缩、颓废、退行,而是一种操守和淡然处之的态度。如下图所示。

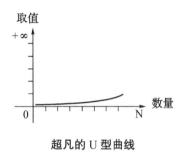

超凡的 U 型曲线

以上四种曲线,仅仅说明了不同人之间的区别,适用于衡商分母的三个参数。但是每一个人都不同、面对不同对象和事物时的表现也不相同、不同时期也有所区别,这四个曲线甚至可以出现在同一个人的身上,因此应根据实际情况进行考虑。

总体来说,利益关系越大的,越容易出现过激型的曲线,而越无关、越不感兴趣的,越容易呈现超凡的 U 型曲线。比如有人在面对情敌或是竞争上岗考核升级这种高压力、高利益相关的事情时,更容易表现地过激;而对那些和自己没有关系的,就当做一种笑料或是道听途说的流言,难以在心底兴起波澜。所以,一旦内心失衡,通过取值的 U 型曲线,也可以帮助我们认清自己的内在需求,使其保持在一个稳定的范围以内,并且分清主次。

另外在认清内在需求时,某一个具体问题不一定具有唯一性,它可能掩盖了其他问题,即便解决主要问题,也不代表一次解决所有的问题。这就好像有人说,只要有钱,就可以解决所有问题一样,其实是不现实的,我们总会在旧问题解决后再继续产生新的问题。**大脑运作有一定的规律和模式,我们之所以会认为某一个问题得以解决,其他问题也就会全部迎刃而解,其实是一种以偏概全的思维惯性导致。**

本章分析的主要是衡商公式中,可实现需求与被压抑需求之间关系的问题,以及被压抑需求的取值范围和对衡商值影响的问题。

当需求可以正常的表达,被压抑的需求就会有实现的可能,以及配合一个相对稳定的环境,外界的压力就会转变成一种动力,即使某些精神需求和物质需求得不到满足时,我们也愿意去积极地争取,因为需求不再虚幻,成为通过努力就能获得的事实,衡商的数值就很高,就会感觉到平衡与幸福。

5 矢量思维——心理需求的细分与矢量化特点

人心是多变的,这可能是很多人在学习心理学时思考最多的问题吧,就是很多道理看似说得通,但是总有个例说不通;而同一个行为,却又可以从不同的角度来解释。衡商也是如此,前面讨论了四个基本法则的影响,以及大脑思维的特性,惯性思维和意识、暗意识彼此间的关系,但是却无法完美地解释为何有时候我们明明已经下定决心做出了决定,却事到临头变换主意,又或者平时表现良好,在关键时刻却掉链子,表现水平远低于实际水平呢?为何同一个人面对同一件事,都有可能随着时间、地点、心情、认知等产生不同的态度和处理方式?是什么造成这种影响呢?

下面要更加细致和深入地分析心理需求问题。

5.1 矢量思维——矢量化的心理需求

人类的心理具有两相性,模糊与精确并存。精确一般指和知识以及科学有关的,小到日常算术应用和文字笔画,大到航空母舰宇宙飞船,人类大脑似乎有无穷无尽的可能与不可思议的能力,可以改变大自然,可以利用或者创造许多非凡的新事物,例如发明出计算机和相关的软件,以及发明机器人来为我们提供服务,这一切,都是极其精确的运作。

但是从模糊的部分来说,人类大脑似乎就有些不够用了,自从有文字记载的数千年来，我们处理人际关系、人与人的沟通、猜测别人的心理、让别人体会和理解自己的想法，乃至家长里短、朋友交往、夫妻关系、恋人间的关系推进，似乎并没有获得多么大的改善，与人类发达的科技文明相比较，似乎依然处于原始的状态。

为什么呢？为什么一个人可以应付成千上万条数据，能够经过核对而不出现差错；能够看懂极其复杂的图纸，几个人、几个车间、几个工厂能够组合起来配套生产出一系列产品，却搞不定有限的几个班组同事、上下级间的关系呢？为什么能够数十年如一日的学习各种复杂的知识和技术，却搞不好和父母、伴侣、儿女之间的"简单"关系？

如果加以分析，就可以发现，这完全是两种截然不同的事物，**大脑似乎善于处理那些虽然看似复杂，但是结果和数据极其明确的事物，而难以处理那些看似简单，却时刻存在变化、需要猜测、估算、并与之产生互动和反馈等难以明确的事物。**

而人际关系正是这样表面看似简单，实际极其复杂的事情。我们有时候并不知晓他人心中的真实想法，只能通过一些表面的蛛丝马迹来猜测彼此的心意，特别在双方等级地位存在有较大差距时，例如单相思的男生、地位较低的员工，假如他们不善于表达、又无法猜测对方心意和得不到反馈时，心中的感受是极其复杂和焦虑的，一种无法把握和掌控的感觉油然而生，继而导致后续言行更容易失控。

对内心需求也同样如此，或许人类巨大的困惑，正是因为无法对自己的欲求进行合理的分析与对比，不能控制所致。

那么有没有办法把模糊的心理也进行相对准确的衡量，并对心理进行更深入的评估呢？如果能够做到这点，我们就能知道自己所思所想的来龙去脉，也就能知道自己需求是否合理正确。这是一个很实际的问题，太多的人并不知道自己想要什么，似乎什么都想拥有，但是什么又都抓不住，是否能够将模糊的心理也精确地解析并表达出来呢？这就是**矢量思维**的意义，是将心理需求进行矢量化解析的方法。

矢量，是一个在数学、物理以及工程学等领域常用的基本概念，指一个同时具有方向和大小的对象,在直观上常用带有箭头的线段来表示,箭头是矢量的方向,线段代表矢量的强度或大小,例如物理学中的速度、位移、动量等等,都是用矢量来表示的。

理论上思维也可以矢量化,但是将思维全部过程进行矢量化是没有必要的,那无疑会增加思考的难度,并降低思考的效率,许多时候大脑需要模糊化的思考过程,例如和创意有关的事情,写诗作画写文章,就是一个以模糊思考为主,以精确思考为辅的过程,没有准确而清晰的道路和经验可供选择,靠的更多是一种犹如神助般的灵性和感悟。

我们应当先将思维的矢量化局限于需求和决定两个方面,即到底想要什么和如何实施执行的问题。这个想要什么,可以是和精确数值有关的问题,例如想去哪里,是坐车还是打车,需要花费多少费用和时间;想购买一部手机,需要购买什么品牌、多大的屏幕和内存,打算花费多少钱,这都是精确计算。不善于对比和判断的人,会患得患失难以取舍,给自己心里平添负担。

矢量思维也可以用于模糊的部分,例如和外界压力有关,和人与人彼此之间的关系、自身的欲望、想要获得的资源,以及我们所处的环境有关,即这些数据,本身就是难以定义和量化的。

以不能量化的目标,以及模糊的思考过程,来进行矢量化的规范,似乎是一件风马牛不相及的事情,但是这正是人类思维的特点之一。**人类思维擅长于对具体事物的规范与对比**,就好像我们可以轻易判断两个人外貌特征,知道身高、肤色、穿着打扮,这是已经被数据化的信息,但是却无法判断其态度、喜好、倾向、友善与否等内在的和心理有关的隐含内容。

对思维进行矢量化的思考还有两个难题,第一是方向问题,即怎样定义心理需求的方向,这个依然还是需要从四个基本自然法则的方向来考虑。精简一下,只保留获得快乐与逃避惩罚两项即可,即**我们有不同的需求,在同一时间和有限资源的限定条件下,哪个更能够带来快乐、更能容易逃避惩罚,就是矢量的方向。**

第二是强度和大小问题,在一般人看来,我们对快乐和痛苦的定义都不完全相同。例如旅游,有些人非常喜欢到世界各地走一走看一看,去体会不同的风土人情,即便早起晚睡花费时间和精力也在所不惜。但是有的人就超级不喜欢旅游,认为既浪费时间又浪费金钱,远不如直接看看电视更便捷,况且实地旅游还未必能看到电视播放纪录片那么清晰和全面。所以同样的事物,在不同人眼中会有不同的需求,因而也具有不同的需求强弱之分。

这正是人类心理的复杂性,如果我们要求所有人具有统一的认知和评判标准,则是极其不合理的。似乎永远不可能取得所有人的统一认识。以食品为例,许多人对榴莲、芒果、辣椒、芥末、葱蒜等气味浓烈的食物,甚至是臭豆腐等趋之若鹜,为一尝美味不惜舟船劳顿,但是有些人却对此类食物避犹不及,视之如洪水猛兽,而且同一个人在不同年龄段、不同心态和身体状况时,其感受也不相同。

矢量思维的意义,在于我们自己内心的衡量,即用于帮助了解内心的感受,探寻真实的想法与需求,评判压力和需求的强弱关系以及孰优孰劣。人类本性是贪婪的,假如不做对比,不做矢量化的衡量,大脑就总是倾向于获得所有的好处,会在大脑中不断翻来覆去地进行权衡和对比,这显然会带来更多的困惑,因为许多因素并不清晰。

只有做出行动,让一些推理和猜测的因素成为事实,才有助于我们做更加真实的判断,避免陷入循环反复源源不断的空想之中。

人类思维具有多重性和推理性,这可能与我们要尽量降低风险有关,这是一种源自远古的遗传。原始人可以通过外界环境变化或者某些蛛丝马迹,来推断什么方向和什么行为可以提高捕获猎物的概率,而非单纯地依靠运气。但是这种推理性又存在一个很大的弊端,即思维的局限性,当我们将想象付诸行动的时候,即便是错误的,也会继续遵照执行,直到遇到挫折或者产生明显的困惑为止。

人类心理的复杂程度远非止于此,有时候即便发现自己因推理错误而做出错误的决定和行为,也不会立刻终止,反而寄希望于时间或者机缘来改正,所以撒谎的人往往不断撒谎,有时候只是为了掩盖和弥补之前的过错。管理界有一种说法,最高的成本并非源于错误本身,而是为了掩盖错误而继续支出的成本。这并不能简单地以惯性来解释,有时候是一种对个人利益、权威甚至是面子问题的切实考虑,如果后续所做的努力能够弥补之前的过错,那么为什么要现在就公布于众呢?即我们总是寄希望于后续的成功来修饰之前的种种过错,就好像丑小鸭一样,当丑小鸭历经挫折变成美丽的白天鹅时,丑小鸭所经历的种种不如意与困惑,就变成了一种资本。问题在于,丑小鸭最终可能变成丑大鸭,之前的种种错误只能证明又丑又愚蠢了。

关于人类心理的复杂性,在此可以借用一个著名的量子理论加以说明。

量子理论里有一只非常有名的猫——**薛定谔的猫**,是物理学家薛定谔提出来,用于讨论量子力学领域中的一个悖论。它的内容是:一只活着的猫,和一个放射源以及一瓶与放射源连在一起的毒气,它们共同被封在一个黑色的箱子里面,放射源有二分之一的几率会放射出粒子,从而通过关联机构释放毒气,毒气释放,猫会立即死亡,而粒子未发射,则猫会存活。

按照量子力学的叠加性原理,黑箱内放射源射出粒子和不放射粒子的概率相等,处于一种等几率叠加的状态。按照叠加态来看,在盒子未被打开之前,猫也会处于一种生或者死的叠加状态,即死猫与活猫同时存在。只有打开盒子的瞬间,我们观察到内部的情况,量子态的波函数就坍塌了,从而得以确认猫的死与活。

假如把薛定谔猫的理论放到心理学中,似乎依然是成立的。我们对事物的判断具有多重性,在内心,不同的推理和判断是同时存在的,即内心的需求是叠加的。

问题就在这里,许多心理需求存在叠加状态,相互矛盾、彼此纠结,利害相反的需求不停地混战,既是真实的,又是虚幻的,个人的偏好与经验促使我们做出不同的联想,因而每一个人内心世界都是独特的,也常常处于一种混沌的状态。

在没有做出具体行动之前,内心确实像一个黑箱一样,具有内部运作的流程,却不能被外人所观察,连思维也像是量子的,具有跳跃的、不确定和不连续的特点,但也并非无迹可寻,至少每一个思路和想法,都会遵循获得快乐与逃避惩罚的原则。

但是需求有大有小,看似我们的生活被主要的需求驱动着,决定了人生的方向,但实际上多重的需求,或大或小都有存在的价值和意义。不过一般人总是倾向于分析和关注那些较为重要和关键性的需求,此类需求有一个专有名词,叫做动机。

5.2 关于动机的趋避选择

在继续讨论矢量化心理需求之前,先讨论一下关于动机的问题。

动机是一种概括性的术语,它能引起、支配、维持相应的生理活动,其实不过是需求的另一种说法,但更加高大上罢了。

动机,比需求要正式得多,常常见于代替某种对成功的欲望以及犯罪的缘由,可以解析成功者或者罪犯的喜好与厌恶,可以解释并预测其行为。

动机并非只有一个,有主次之分,也有内外之别。源于内在的动机,即我们内在的可实现和被压抑的需求,而外在的动机则相当于衡商公式中的外界压力感受。主次则指某一方面的具体需求,我们所做的每一件事,做的每一个重要决定,总有不同主次需求,或合则两利,或分则两害,所以总需要进行权衡,两弊相衡取其轻,两利相权取其重,这就是典型的趋避选择。

趋避选择也叫做**趋避冲突**,是心理学中常用的一个词语,用于描述具有两个或者两个以上需要满足的愿望时,彼此间存在的矛盾与相互关系,大致可以分为"趋避冲突""双趋冲突""双避冲突""双重趋避冲突"四个基本类型。

双趋冲突指在时间、精力、能力、资源等有限的情况下,都想要但却无法二者兼得的状况,其根本的原则是哪个获得的快乐多,就选择哪个。《孟子·告子上》有言:"鱼,我所欲也;熊掌,亦我所欲也,二者不可得兼,舍鱼而取熊掌者也。"这就是典型的双趋冲突,为何取熊掌而舍弃鱼呢,相信每个人都会有自己的理由和判断,但是无论如何,二者不可兼得才是冲突产生的主要原因。

冲突往往带有限定条件,例如时间,我们在某一个时间段选择学科、选择职业,甚至选择人生的伴侣,都带有显著的时间限定。假如能够从更广泛的时间去考量,假如能够回头从头再来,相信许多人会做出完全不同的选择,然而既然当时做出决定,必然是其中一个看似比另一个更好,更值得去追求和努力。

权衡利弊和取舍放弃,总会带有一定的风险性,受眼光和能力,以及现实情况的压迫,我们会在内心做出衡量,说服自己,给自己一个看似合理的解释。假如,未来事情发展与自己的预期相吻合的话,就难免沾沾自喜,但是万一并不能如己所愿,就容易产生后悔的情绪。就像张爱玲在文章里写的:"娶了红玫瑰,久而久之,红的变成墙上的一抹蚊子血,白的还是床前明月光;娶了白玫瑰,白的便是衣服上沾的一粒饭黏子,红的却是心口上一颗朱砂痣。"

双避冲突和双趋冲突相反,是在两个无利的外在压力间选择,二者我们都不想要,但是却不得不选择一个看似受到伤害更轻微的事情,其根本的原则是逃避惩罚,哪个事情的惩罚看似更加严重,就不选哪个。

双避冲突通常是与所需要承担责任的能力不匹配,是一种两难的局面,例如有人在单位里,上级领导私下授意对某个同事进行打击和设置障碍,从自己内心来说是不想去做的,怕得罪同事和同事的后台,但是不做又害怕会失去领导的信任,所以反复地纠结,既不好得罪同事,又不敢得罪自己的领导。

趋避冲突则是同一个需求具有两面性,我们既想得到快乐,又害怕所承担的痛苦,就好像我们乐意争取更高的职务,但是却担心自己没有足够的威望和能力来担当;想追求心目中的女神,却害怕遭到拒绝,更怕被别人知道自己遭到拒绝而被嘲笑。

趋避冲突是否能够发挥出实际的行动,还是要由获得快乐与逃避惩罚间的比值关系来决定,假如经过考量,认为行动以后获得的快乐要大于痛苦,即在争取达成需求的过程中,即便受一点点小痛苦也是值得的,那么就会努力前进。但是如果有着错误的预估,认为即便成功获得快乐也不能抵消所遭受的痛苦,那么就算是有所行动,也会很快半途而废。这就好像学习一样,许多人下定决心学习英语,每天背诵十几个单词,但是往往不能坚持十天半月,这正是记忆过程中不断累积的痛苦,不断遗忘所带来的挫折,抵消了学好英语以后对成功的快乐预期。毕竟许多快乐,需要经过一定时间的锻炼和积累,才能够感受得到,这个时候,宁可选择那些看上去并不困难的事情来替代。

如果人类心理只存在趋避冲突、双趋双避冲突,那也太简单了些,在日常的生活与工作中,往往还有多重趋避冲突的问题。

多重趋避冲突,是不能认清自身的需求,又不能把握所拥有的资源,不能抵抗外界的压力等种种条件下的心理冲突。以恋爱结婚为例,有些人想结婚,又感觉眼前所处的对象还不怎么符合自己的心意;不想结婚,感觉年龄确实有点儿大,父母总是催促；想另选择一个，怕付不起那么多的时间和精力，又怕对不起眼前的对象；想干脆彻底逃避，又不切合实际，世界是很大，但是想随自己心意随便走走很难很难；或者干脆顺其自然，又死不了胡思乱想的心……

大抵调换工作、选择学科和职业、甚至买房购置贵重物品时，都会有这样多重的趋避冲突出现，叠加越多外在压力、面临越复杂的环境，趋避冲突的多重性就更加的复杂。归根结底是我们看不到一个明确的答案，似乎哪条路都存在可能性，但哪条路也都不尽如人意。

多重趋避是现代人真实生活的写照，科学技术的发达，带给我们更广阔的思路与眼界，许多人发现曾经从一而终的思想已经落伍了，曾经相对稳定的职业、住房，甚至是家庭结构，都变得不再稳固。我们每天都可能遇见不同的机会，接触不同的人，可以24小时内获得世界各地的产品和美食，也能够24小时内到达世界的各个地方，只要拥有了相应的资源，距离、种族、语言、职业等等都不再是问题，这给大脑带来更加充分的想象空间，使我们拥有激情，但是也增添更多的困惑。

可见，有些事情可以采用简单地用趋避冲突模型来做考量，不外乎是哪个好处（快乐）更多些，哪个坏处（惩罚）更少些，而有些是各种综合性因素的冲突，要解决这些问题，还需要考虑需求的细分问题。

5.3 需求的矢量细分

有需求就会有冲突，有冲突就会有对比，但是趋避冲突以及双趋和双避冲突，往往指的是较为明确和关键的需求。实际上我们的工作和生活常被一些细枝末节的琐碎事务占据了绝大部分时间和精力，对许多人而言，真正产生冲突的重大决策，很少很少，有些人甚至缺乏话语权，无论是在家庭还是在单位，甚至在朋友们面前，总是一副老好人的面貌，固然无害，但是也很难有所担当。

其实日常生活，各种需求冲突并存，但是因其过于琐碎，所以很少关注罢了。从衡商的角度来考虑，人类的思维有惯性，不习惯分析日常需求做出决定，也就很难在关键时刻拿定主意，许多人总是会习惯性地采取等待拖延措施，无论事态多么严重,总是寄希望于求助于他人,盼望着别人来解决问题。

任何不切实际的需求,即使从表面上看似乎是合理的,但也是伪需求。要想达到衡商数值的稳定及得到较高的分值,对自己需求加以控制,及对自己所拥有能力的认可和正确的评判,是非常重要的。

生活中常常会注意到这样的现象,有些人拿定主意要做什么事,但是稍遇挫折就改变主意;有的人明明很想要某个东西,但是别人问自己意见的时候,却脱口而出说自己不喜欢;有的人想做出某些表现,但是事到临头却会手足无措,无法正确展现自己的才华,一切的一切,都需要从细节处去调整。

随手举两个例子。例如穿衣服问题,对男士而言,可能更多的考虑去办一个什么事情,是否能够达成、效率如何,所以随便套上件衣服就可以了。而女士们考虑的会更多,和谁见面;办什么事;会不会遇见其他人;是个什么样的环境;需要多久;怎样的服装才能更好地衬托发型;什么样的发型可以衬托妆容;什么样的妆容可以搭配新买的包包和鞋子;所选择的衣服是否能够展现自己的体型和品位;这套衣服是否曾经在同一个人面前穿过;去会面的人是否有关于服饰的倾向与偏好……所以女士们为重要的聚会和活动,有可能在数天前就翻箱倒柜的选择"最适宜"的服装,而这整个的过程,就像是一个个不同的心理需求,每一个需求都有较明确的目标,例如颜色、长短、款式、新旧、流行趋势、冷暖等等,每一个小的需求都有一个明显的方向与强弱之分,最终的结果,一定是最优的对比判断和选择,只不过我们不习惯去细致的衡量罢了。

再举一例,关于工作期间午餐的问题。只有少数人有幸能够不操心地享用职工餐,他们喜欢成群结队,往往选择与比较熟悉并谈得来的人坐在一起。但是对那些需要进行寻找和选择的人而言,情况就复杂得多,一顿简单的午餐,有和谁吃、吃什么、花费多少钱、谁掏钱、吃饭的时候说什么、做什么等等的心理活动。吃饭不是一个简单的问题,许多人利用吃饭这样一个精神放松、戒备相对消除的时间,有目的寻找共同用餐的对象,例如上司找下属谈心发表点儿不宜当众表态的意见;下属找上司联络感情寻求帮助;有心人寻找某个大嘴巴以便传播某些小道消息等等。即便我们自己吃饭,也会考虑昨天吃了什么、想不想换换口味、早晨和晚上又要吃什么,既要花的少又想吃得好,在美食大排档前走走停停,其实没有固定的答案，心理需求一直在不断地变动，不断地衡量，最后一顿饭也变成令人感到纠结的事情。

想必大家现在能够明白为什么我们喜欢让别人做出决定了吧，两个人一起吃饭，往往是一个人让另一个帮助做决定，因为即便这种日常小决定，也不是一个让自己感觉舒适的过程，既然吃什么本质上都差不多，那么让别人帮助做选择也是不错的，至少自己的大脑不需要耗费能量了。

如果细致观察和分析日常活动的每一个思路，就会发现所谓的需求都是由一系列连续性的小需求叠加构成的，或有时间先后和强弱的区别，但是最终促使我们下定决心的，往往是那个最强的需求，或是几个小需求共同叠加的需求。

这种最强的需求还涉及一个不可预估的问题，即外力干扰与横向的联想能力，假如有人忽然想到很久没有好好吃一顿了，想给自己点奖赏，或者受到美食排档门口优惠宣传的影响，这种选择就带有某种明显的倾向性。但是假如在购买时忽然想起早晨看到一篇文章报道高脂肪食物容易导致三高问题，因而不得不舍弃原有的决定，改为清淡一些的食品了。这种外力干扰和联想没有什么精准度，或有或没有，不可预期，但是却随时影响着我们的决定。

或许有人说，想吃什么就吃什么，想穿什么就穿什么，干吗要这么费事，其实只不过是一种习惯性的忽略而已，我们只关注重大时刻的决定，而忽略和忘记平时细微的需求，表面看是依靠日常生活的惯性来做决定，实际上是不喜欢大脑多重选择时的混乱和不舒适感。

恭喜了，这样的人是广告商们和商家的最爱，他们的需求比较模糊，简单地根据喜好来决定行为，所以广告才可以通过不断的重复性刺激，来强化人们的需求，通过灌输拥有该产品就会变得更好、更强、更成功、更健康、更漂亮等概念，慢慢地改变了认知。现代社会的一切，似乎都可以消费、都可以购买得到，只要有钱，就要任性。消费者的金钱流入到厂家和广告商的口袋，就会产生新一轮的广告构思和营销概念，消费升级了，我们就只能跟着前进。

停下来去想一想，有时候会有点儿困难，就好像我们想对父母做一下表示，让他们知道我们在关爱他们，最简单的方法就是从脑海中调出最有印象、最具有代表性、又最具有便利性的表达方式。受广泛的广告宣传影响，陪父母说几句话吃顿饭已经不能表达我们"深刻"的情谊了,似乎远不如买点儿东西更实在,既节约了自己的时间、又"能让父母满意",还顺应了"社会的一致性判断",何乐而不为?这真是父母们想要的吗?

社会环境是多变的,专家言论也是多变的,所以过多依赖于外界的评价标准,就很容易失去心理的平衡。**因此从狭义角度来说,行为决策是内在多重带有方向和强度的不同需求相互计算和抵消的结果;从广义的衡商公式来说,人们的行为决策,是内外矢量相互计算和抵消的结果,内在矢量是心理的需求,分为可实现的和潜在的两个部分,而外在矢量则是我们对外界环境和压力的感受。**

内在具有方向和强度的多重需求如何计算和抵消,几个具有相关性的需求如何彼此依附和强化、存在利益冲突的需求如何形成牵制和阻碍,我们本身的偏好与习惯都是不可见而且是模糊的,正是这种隐藏性与模糊性,导致人们过度权衡与思考,在无法做出准确判断的时候只能凭借下意识做出决定。

从广义角度来考虑就更加复杂了,无论是自己内在的需求还是外在的环境,都会随着时间而产生变化,这一过程是动态的,甚至是不可预估的,因此越不清楚自己真正想要的是什么,越不了解外界对自己的具体要求,就会使整个判断过程变得极其复杂。

况且很多情况并不允许有时间仔细衡量内心的冲突,做出合理选择。以交流沟通为例,如果人与人之间的互动像书本知识一样明确,可以得到符合预期的反馈和结果,那么就不会发生那么多的猜疑、踌躇、纠纷,人与人之间的关系就会变得简单。实际的情况是,不善于表达的人在表述自身需求时就心存疑惑,叠加对方不明确的信息,再叠加内心不确定的猜测,还有对不确定的未知结果的恐惧,故此坐立难安、手足无措。同时,神经的紧张导致内分泌的失调,肢体出现异常的表现,包括脸红、出汗、结结巴巴等,都是内在多重需求叠加冲突干扰到大脑正常运作的结果,只想尽快逃避本次对话,以逃避内心累积的压力、焦虑和处境的尴尬。所以越内向越不善于沟通的人越不喜欢和别人说话,越容易在对话开始前就先背起沉重的包袱,表现也就越差。但是如果彼此不需要见面,例如通过网络来沟通,对话的速度就减慢,此时既有相对充足的思考时间,又不需要顾及对话时的肢体语言,就减少了导致内心冲突的因素,可以把精力放到对话的本身,从而大大改善对话质量,所以许多内向的人就变成了键盘侠。

非应急性的事务也存在冲突和变化。例如许多人都会有想成为作家的梦想，幻想所带来的喜悦会促使你立刻着手进行相关的活动，坐下来开始动笔创作"惊天地，泣鬼神"的大作。许多初级作家在开始阶段都会非常努力，每天码字数量惊人，但是却很快遇到写作的瓶颈，写作能力和思路的欠缺，使写作慢慢变成一件不怎么让人感觉到愉快的事情了。继续创作，写作的快乐与日递减，挫折感和无力感会与日俱增，很多人会面临继续或者放弃的两难境界，有人把这种情况归结为**半途效应**，目标与心理都会变得极其脆弱，这是对作者意志力的极大考验。

如果把想写一本著作当做动机，则实现的过程，全都是需求的细分和连续变化，动机有可能突然出现，往往是之前模糊的需求寻找到突破口和受到诱导的原因所致，比如有人听说某某某写书每年赚取多少钱，又或者听到某个故事或者观看了某部影片，为我们树立了榜样，所以想有所行动并想成为像榜样一样的成功者。

动机的实现过程是现实的，连接着需求、资源、压力、环境等多重的因素，我们向着目标一分一分地迈进，压力和困惑也一分一分地增强。有句话说得很好，知识像一个圆，圆面积越大，接触的未知面也越多，不断地进步，会不断地挑战自身的局限和能力缺失，有时候甚至会发现，一切并不是想象的那么美，距离目标比曾经设想的要遥远得多。

最终是否能够实现目标，或者部分的实现目标，这种可实现性，与目标设置（需求）是否合理、意志力是否坚强、实现需求所具备资源是否能够持续供给、外界压力和环境是否改变有关。

其中意志力是否坚强是一种阶段性评判，即我们对自己实现需求可能性的评估。**假如认为自己付出是值得的，经受挫折是有利于成长的，就可以认为是一种正向的矢量行为，连续的正向矢量行为，将有助于最终需求矢量的实现。**

但是假如认为付出和收益不匹配，认为努力是不值得的，看不到最终目标实现的可能，就会变得消极，未能实现的需求变成为被压抑的需求，即从衡商的分子部分变为分母部分，这对平衡是有害的。

需求矢量的正负划分，与个人认知和外界评价有关，认为能够带来快乐逃避惩罚，并能够得到他人认可和赞同的，是正向的矢量；负向的矢量需求是偏激的，无法将此公布于众；至于那些遭受挫折半途而废的，也可以认为是负向的矢量。

所以，如果把自己的需求看作是一个大的矢量，那么就可以说，人们的发展是所有矢量综合性的结果，能够实现的正向矢量越多，就向前向上发展，如果负向的矢量太多，就很难发展，甚至慢慢倒向发展的反面，连人生也变得灰暗。

5.4 需求矢量细分的优点

不积跬步无以至千里，人生是这样，心理也是这样，除非发生变故，否则**大部分的心理成长之路，就是一个可以描述的连续过程**。在这一过程存在有重大需求，即动机，也有生活的细枝末节，它们综合性的为了动机而默默做着贡献。就像大树一样，**动机、人格、性格爱好像是大树的枝干和整体趋向，而细节，则是构成大树的细胞，一点点地叠加，才让我们变成不同的人**。

从天赋、基因和遗传的角度来说，人类具有不同的敏感性，例如有人对色彩和声音较为敏感，有的人对人生安全和心理安全感较为敏感，所以对外界压力的感受不同，也就会造成不同的处理应对方式，这是一种积累跬步渐行千里的方式，这也是为何在同一个家庭内长大的小孩，甚至是双胞胎都会形成不同性格的原因之一。

如果对心理需求进行细分，就可以理解为什么不同的人遇见相同的挫折，会产生完全不同的反应和应对策略，也就不再需要把今天的不如意归结为幼年遭受的不公和委屈，一切的一切，都是我们自己在做出决定。**今天的我，是无数个已经实现的正向矢量需求，和无数个未能实现的负向矢量需求叠加的结果**。

同时，根据大脑思维特点，还可以想到这样的问题，即内心多重的矢量需求，并非集中呈现，而是因时因地逐步显现，最常用、最急需的，一般会具有优先性和排他性的特点，例如想要成功，一切的阻碍就可以忽视；当认为自己即将失败，即便有人伸出援助之手也无助于改变现状。

细分的矢量需求出现前后顺序和我们长期形成的个人观念、性格,所接受的文化教育等有很大的关系。许多反应,是下意识的,如同孩子们,想到什么就做什么,而成人则考虑地更多,显示为更多细节需求的冲突,下意识反应往往受到压抑。**后出现的矢量有可能会掩盖之前的矢量需求,而且彼此间会相互叠加和相减,其复杂程度和个人经验有很大关系。**

过度的压抑,以及多重需求叠加,绝非好事,例如在心理学中有一个**瓦伦达效应**。瓦伦达是一位美国的高空走钢丝表演者,他在一次非常重要的表演前,一直不断地自言自语,这次非常重要,不能失败。结果是悲剧性的,他在表演中不幸失足而导致身亡。他的妻子说,以往的表演瓦伦达都只关注表演的本身,只有这次是不断地考虑成败的结果。

外在的压力会导致我们无法集中注意力去做好原本能够做到的事情,多重的需求无助于完成主要需求,甚至会削弱主要需求。

不仅仅是瓦伦达效应,对许多人而言,还同时存在齐加尼克效应。瓦伦达效应未曾有失败的前提,他不过是太注重结果,但是许多人,其实一直在经历种种挫折和失败,这是很现实的事情,我们从小到大一直在不断地竞争,一直不断地在和同学、同事、伙伴、朋友们相互比较,所以不可能事事都占据有优势。

齐加尼克是法国心理学家,他曾经做过这样一个实验,将受试者分为两组,让他们分别完成二十件工作。其中一组,齐加尼克没有施加干扰,从而顺利地完成工作;而另外一组,齐加尼克则进行了干预措施,导致工作未能完成。齐加尼克发现,所有人在领取任务时,都会呈现一种紧张的状态,这种状态有助于完成工作,但不同的是,完成工作的受试者,紧张的情绪就消失了,感觉很舒畅;而那些受到干预未能完成任务的人,他们的紧张状态则持续很久,将会影响后续的工作。

齐加尼克效应的意义在于,我们应对自己的需求,以及承接外界的任务,以恰当为原则,最好能够做到有始有终、当日的事情当日结束,这样才会有助于消除紧张和压力,慢慢地增强自信与成就感,有助于在日后能够承担更大的责任。而那些身上肩负太多责任,又事事不能完善的人,只会让自己疲惫,降低事物处理的效率。这或许可以揭示正向矢量需求和负向矢量需求之间的关系问题,如果**想达成某一**

个动机,不但要减少各种胡思乱想,各种干扰,还需要争取划分成合理的阶段,争取每一次的小胜利,把大的矢量需求细化,变成能够完成和实现的正向需求,这样才对我们更加有利。

我们在完成事物的同时,大脑会获得快乐,相当于给自己明确的奖赏和暗示,这种暗示有时候还会叠加外界的褒奖,即双向的**罗森塔尔效应**,既符合外界的期望,也符合自己的预期,获得良好的心态与平衡。长此以往,必将形成一种**马太效应**,即越表现地积极,就越容易成功,越容易获得掌声和鼓励,从而变得越来越强。

反之,太大的压力,不切实际的需求,超越时间和能力范围的要求,则会导致相反的结果,进而导致错误的自我暗示,也就容易让我们离自身所期望的目标,越来越远了。

5.5　临时性矢量需求的干扰

"薛定谔的猫" 在黑箱中是生死未卜的,象征着我们内心需求的冲突性和矛盾性,这种冲突与矛盾本着有利原则,彼此叠加或者削减,然后做出共同的决定。但是有时候并非如此,我们言行不一,说的、做的,和想的并不是一回事,除了惯性以外,还和总体外在人格、特性有关。

我们做事有时候和考试写作文一样,一旦动笔,大脑中的构思就变成为现实,就好像盒子被打开,猫的生死公布于众,生死一目了然。但对许多人而言,并非是件好事,按照矢量需求的先后来说,新的思路也许会掩盖原有的思路,而新的思路也许还未必思考成熟,甚至是一个独立的想法,但是大脑突然一热,考虑到其存在的无限可能性,从而将其公布于众。

以写作文为例,大脑经过构思,思考了各种的可能性,但是没有经验的作者在写作的过程中,因某个词语或者景象的诱导,可能突然心血来潮,迸发出新的思路来,所以就按照相关思路继续往下写,可是事情有时候并不一定那么完美,写到一半就写不下去了,陷入进退两难的境地中。要想继续写,没了思路,要想和之前的内容再连续起来,又不知道该如何挽救,而且时间不允许重新调整思路,白纸黑字也不允许重新改掉。

　　这种情况在演讲、当众发言、领导征询意见时最为明显，比写作文的时间性要求更加严格，一旦出现错误，就必须在最短时间内予以弥补。况且，从惯性的角度，我们也喜欢为自己粉饰太平，会着重对错误的地方进行辩解，但是辩解，却缺乏合适的理由与辞令。同时，意识到错误，会让我们感觉非常不自然，许多人面红耳赤、手足无措，这加重了对错误后果的预判，有些人甚至不得不半途而废，这也是许多人患演讲恐惧症的原因，正是内心多重需求混乱，无法进行有效矢量对比的结果。

　　生活的机遇往往转瞬即逝，**想抓住机遇，想获得成功时，太多的可能性就会出现在脑海中，从而难以认清方向。而仓促间做出的行为，又限定住方向，为了获得一致性的评价、为了维持自身的"正确性"，有时候就会沿着某条不可控道路一直走下去，错误也就不断地伴随而生。错误的思维定势则加重了偏执，在错误的道路上越走越远。**

　　对性格平淡，能够容忍失败和挫折的人而言，一次性的失败问题不太大，而对那些好面子、怕失误、不能容忍错误以及心态不平衡的人来说，他们的行为就已经是在钻牛角尖了，只是别人出于礼貌，或者不愿意引起冲突，不当面指出而已。但就其钻牛角尖的行为的初始，多是不肯承认小错误，怕承认错误而招致惩罚、伤害，怕自己失去既得的利益，所以对自身某种言行的过激维护与辩解所致。基本上，现代人经过多年的教育，也熟知大众评判标准，出现过激行为其实可以算作是一种意外，许多人事后也频频后悔，不该把自己和他人对立起来，把矛盾激化。对于这样的状况，从薛定谔的猫以及矢量化需求的角度来考虑，就能够理解其言行了。

　　到底哪种行为和决定，能够让我们满足最迫切需求，获得最大的利益，这是一个动态的过程，是短期的。而人生的成长则是从长期和宏观的角度来看待，表面看似乎是相对稳定的，但是从其内在的细分来看，同样是一个动态的过程，是波动的。因此无论一个人的品质好坏、德行高低，甚至是罪犯，也有其能够细分和描述的历史，是可以利用矢量思维方式对其进行矢量化分析的。

　　矢量思维分析的目的，是以微小之变化来改变整体，不断使用正向的、正能量的语言、行为、需求、决定以及思维模式等，促使我们向好的方向逐步发

展。不过任何事情都有阻碍,对许多人而言,在未习惯和适应这一方法前,反而容易感觉更加混乱。其实心理的成长和生理一样,都需要一个过程,不可能一蹴而就。我们需要克服巨大的阻力和惯性,不断辨析当前言行举止背后的真实意义,要获得怎样的快乐,又怎样逃避惩罚。同时要认清了内在需求,舍弃次要而关注主要的,并不断权衡调整,如《维摩经·菩萨行品》所说:"以智慧剑,破烦恼贼。"这样才能做出最为合理的决定,并逐渐走向成功,这就是矢量思维的意义。

关于矢量思维的概念,理享正在构思并创作相关书籍,以便构筑更加完善的理论体系。

6 平衡坐标系的建立与心理需求层次

在第 5 章里，谈到了"薛定谔的猫"的问题，用来说明心理需求以及相关决定和决策的内在机理，用矢量思维的方法来加以衡量，表述我们内心不可见的细分需求，如何一步步推动整体外在动机的问题。

本章，将从外在整体考虑，讨论心理需求层次和稳定性、对比的问题。

6.1 马斯洛的心理需求层次

内在的矢量需求对比，是需求彼此间的衡量，其正负意义也是针对自身，但是如果从社会整体的角度考虑，就需要建立一个作为参照的坐标系，以确定需求的强度、方向等问题。

快乐与不快乐、痛苦与不痛苦，吃饱喝足，只是和我们自身有关，而事业、财富、荣誉、成功与失败，和外在的利益相关者有关。

得与失，是相对的概念，财富和赢的本质，就我有你没有！ 当我们拥有比别人更多的物质、财富、声誉、人脉时，才会感觉快乐，是相互对比的心理状态。假如人人都拥有，就好比人人都拥有成吨的黄金和钻石，那又与钢铁和沙子何异。

说到衡商，就不能不提到著名的心理学家马斯洛的心理需求层次的问题。

亚伯拉罕·马斯洛，第三代心理学的开创者，融合精神分析心理学和行为主义心理学，创立了人本主义心理学，是著名的美国社会心理学家。

人本主义心理学的理论核心是通过"自我实现",满足多层次的需要系统,达到"高峰体验",重新找回被技术排斥的人的价值,实现完美人格。

马斯洛最为有名的是人类需要的五个层次,其后期研究过程中还提出了七个层次,但是五个层次需求更广为人知。但是无论分为几层,马斯洛都认为人作为一个有机整体,具有多种动机和需要,依次由底层向高层次实现并递进,包括生理需要(physiological needs)、安全需要(security needs)、归属与爱的需要(love and belonging needs)、自尊需要(respect & esteem needs)和自我实现需要(self-actualization needs)。

马斯洛认为,只有先满足低层次的需要才能去满足高层次。生理需求是人类最为原始和最基本的需求,而自我实现的需求是最为高等的需求,在这一层次里人们趋于完美,拥有极大的成就感和自我认同,是超越性的,追求的是真、善、美,并将最终导向完美人格的塑造。如下图所示。

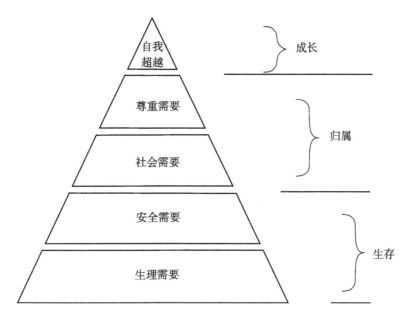

马斯洛心理需求层次图示

但是许多人评价马斯洛的理论过于机械化,过分的强调美。例如,马斯洛认为主张完美人性是自我实现的一个重要目标和基本的生存方式,人类创造美和欣赏美,审美需要是一种内在冲动,能够让人产生完美和狂喜的情绪,并发挥全部智能。

反对的人认为马斯洛离开社会实践谈审美体验、审美活动,有抽象片面之嫌。而赞同的人则认为:"正是由于马斯洛的存在,做人才会被看成是一件有希望的好事情。在这个纷乱动荡的世界里,他看到了光明与前途,他把这一切与我们一起分享。"另一种说法是:"弗洛伊德为我们提供了心理学病态的一半,而马斯洛则将健康的那一半补充完整。"

不讨论马斯洛的观点,只需要借用马斯洛心理需求层次来考虑与衡商有关的问题。

我们内心需求层次并不像马斯洛心理需求层次划分的这样明确,多重的需求往往混在一起,而且达到高层次需求的人也不见得更加快乐和满足。许多拥有一定社会地位、获取成功的人却依然存在严重的心理问题,例如打击、排挤、弄虚作假、寻求刺激甚至也不乏以自杀等方式结束生命。而生活贫困,甚至吃不饱穿不暖的人,同样有获得尊重和超越自我的需求,许多人食不果腹,却依然能够坚持某些高贵的品质。又或者,为什么人生是完美的,却存在许多不合理、不如意,甚至是邪恶的思维与行径呢?这些,显然不是马斯洛的心理需求层次所能解决的问题。如下图所示。

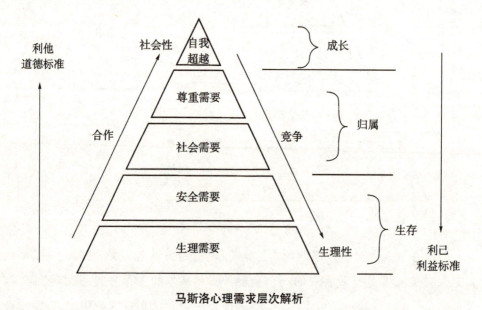

马斯洛心理需求层次解析

平衡坐标系的建立与心理需求层次 6

从马斯洛的心理需求层次,可以考虑到这样几个问题:

(1)底层的生理需要和安全需要,是与生存有关的;社会需要和尊重需要,是一种归属性;而自我超越,是一种自我成长的需要,是完全不同的心理需求方向。

(2)越是向高层次的心理需求,就越需要合作,具有社会性。生理需要和安全需要,几乎是个人性质的,吃饱喝足,感觉舒适安全,完全一个人就能够实现。但是在社会以及尊重的方面,却需要更多人和更高层次的认可,例如我们更喜欢去接触更有权威和财富的人,或以认识名人为荣。自我超越也是如此,例如发明者和实验人员都想得到诺贝尔奖,电影工作者都想获得奥斯卡金像奖或类似的国际性大奖,最顶尖的大奖才能获得最多的赞誉,也是成功和实现自我超越的最佳证明。

(3)越是向低层次的心理需求,就越具有单纯的竞争性,也越侧重于生理性。或许有人认为,在更高层次时竞争性更强,其实是一种误解,除了体育竞技以外,没有合作只有竞争性的高层需求,将很难获得更广泛的认可,最多在个人能力上获得认可,但是大部分人并不能仅仅依赖技能而生存。另外我们之所以感受不到生理和安全的竞争性,是受益于现代化法律的健全、治安的保障以及生产物资的极大丰富,但是社会的稳定性一旦出现变动,物资出现稀缺和紧俏的状况,这种竞争性就被大大地加强了。

(4)故此低层次心理需求不仅仅是生理性的、竞争性的,更是利己主义,遵循利益标准。而越高的层次,越是社会性、合作性,越容易遵循道德标准,是利他主义的。是利己还是利他,与其所呈现的主要外在形象有关。有的人更看重自己的社会属性,会优先满足高层次心理需求,故此容易遵循较高的标准;有的人则更看重个人利益,会优先满足较低层次。这种选择和判断,会根据内心需求以及外在环境不断产生变化。

(5)心理需求具有不确定的优先性、层次性、先后性、群体共性,但是也具有明显的矛盾性、相互干扰性、个体差异性。

如果细究根源,我们发现,几乎所有人的需求层次都混在一起。例如幼儿园小朋友在父母和老师的指引、鼓励和感召下,也会体现出爱与归属的需要、尊重的需要,以及自我实现的需要,即便孩子们还无从体会什么叫做自我超越,但是他们确实乐于尝试突破自我,拥有强大的创造力。或许孩子们对底层的心理需求层次更加敏感,但是他们也可以为了玩乐,为了快乐而忘记饥饿与寒冷。

反之生理需求也不一定是最底层的需求,否则就无法理解先烈们能够忍饥挨饿却会抛头颅洒热血,为了他人的幸福而勇敢的战斗,可见生理需求在某些情况下并非是最为基本的需求。

人类进化,大脑经过不断地发育,精神似乎已经超越肉体的范围,甚至驱动和控制了整体,取代了生理层次的基本需求。很显然,有些人的生活如同行尸走肉,既无多高的精神需求,又没有什么安全和生理需求可言,满足最为基本的生存条件而已。而有的人则以恋爱失败、学习成绩下降、缺乏创造灵感等借口,轻易地结束自己的生命。他们在旁人的眼中,甚至是看似幸福和值得羡慕的,他们也曾经取得过不错的成就,曾经实现过自我超越,却为何做出这样的行为呢?仅凭马斯洛的心理需求层次似乎也无法解决这些疑问。

6.2 学习的层次

为了解释上述问题,可以先从成长和学习的角度来解析。

每一个人来到这个世界上,其能力几乎为零,所依据的是自然的反应,即遵守四个基本自然法则,从原生心理学的角度分析,这是心理学的底层。

婴儿出生后是以满足基本生理需求为目的,这是一种生物的自然反应,不仅仅是人类,任何有生命的动物都会遵循这样的基础,获得能量(吃奶)和降低消耗(保暖)就会感觉到快乐,并远离惩罚。

随着婴儿的成长,婴儿们很快就会明白哭声可以换来及时的食物和拥抱,也就可以换来舒适感、满足感和安全感,所以早期的需求虽然简单,但是却掺杂了更为高级的因素,具备了在未来转变成长为尊重、信心、成就等更高层次需求的基础。

他们对一切未知领域的探索都可以称之为学习,当婴儿们继续长大,就会明白学习的好处，而且会不断地强化相关技能，以便持续获得更多的好处。这种学习和成长的过程，大致可以分为六个层次。

第一层，学习可以更好地获得能源。

哭泣是婴儿们对外界最强有力的控诉与召唤手段，但是他（她）们很快发现，笑容和撒娇也许更加有效，不会轻易地招致反感。他（她）们很清楚家里人哪一个更好说话，更能满足自己心意和及时的给予自己表彰，所以学习和进步才是获得更好更优质能源的根本。这种学习进步是多种多样的，语言、动作、绘画、模仿……通过不断学习，孩子们掌握知识，也就可以更轻易地吃到糖果、去游乐场、获得各种各样的玩具。

第二层，学习可以带来快乐。

获得知识与快乐有关，他们同时还追求新奇感和舒适性，喜欢探索世界并征服世界。如果这一阶段父母急于满足孩子们的需求，而非通过学习来体验快乐，就依然处于第一层，那样孩子们的快乐极为单一，逐渐变成一种有需求就会立刻获得满足的小快乐，而体会不到自己摸索，克服困难所带来的更多的乐趣。克服困难得到的乐趣，一方面会使喜悦感加强，另一方面也会得到综合性的提高，有助于他们在其他娱乐活动中取得更多乐趣。

第三层，学习带来对比的优势。

继续成长，孩子们不喜欢孤独，他们喜欢在一起玩耍，带有更多的不可预见性和征服性，也带来更多炫耀的乐趣。孩子们在小的时候对"我"的概念很执著，也搞不清玩具的归属问题，所以玩着玩着，就把对方的玩具当成自己的，拥有就是快乐。再长大，自己所拥有的资源就变成一种资本，比如谁家的房子大、谁的玩具多、谁知道五大洲四大洋的名字、谁会说点儿别人不知道的笑话，甚至谁的爸爸干什么工作，谁比谁强等等。有时候为了获得乐趣，他们不惜说一点小谎言，但是大部分孩子会明白，谎言终究会被揭穿，而物质生活又很难改变，所以知识变成为一种切实可靠的炫耀资本。

第一层到第三层，物质和心理需求密不可分，所以如果能保持持续的物质优势，即不断地通过物质拥有和对比来获得快乐，就可能形成习惯，从而忽视对知识的渴求。

第四层,学习带来拥有感。

物质的拥有感不过是物质在心理的投射,物质一旦超过自身的需求,就变成一种心理感觉和统计数字,其原理和学习的知识非常类似。因此稍大的孩子对知识有着明显的渴望,也有明显的偏好,那些能够引起兴趣并成绩不错的,更能带来快乐感。可惜,随着年龄的增长,父母和社会对孩子的期望就变得不一样了,不单单要求能学习,还要求会学习,并在各个方面都取得一定的成绩。

想法很丰满,现实有点儿骨感,有些孩子还不能理解太多抽象性和概念性的书本知识,所以他们只不过被外界的压力驱赶着,而很难体会到学习的乐趣,更难真实感受学习知识所带来的拥有感。假如父母又是那种悲观情绪,过分强调学习和未来长大成人以及肩负责任的关系,而自己又无法给孩子展示这种好处的时候,学习就变成一种虚无的压力,既看不到未来远大的目标,又体会不到眼前的快乐,抵触情绪就会日益增长。

所幸大部分孩子还是会齐步走,在学校规范化的教学措施下,在家长软硬兼施的策略下,凭借良好的硬性记忆,可以继续学习,甚至取得不错的成绩,至少是跟得上大部队的步伐,甚至不比别人家的孩子差。

可惜,大部分人终生停留于第三或者第四阶段,学习很难体会到对比优势,也很难体会到拥有感。若想体会到对比优势,就得学得比别人好,要想体会到拥有感,必须学有所用,在达不到条件的情况下,还会面对父母的质疑与压力,所以为了获得持续性的快乐,他们会转而以物质等因素来替代。

第五层,学习是一种自我认可。

部分孩子会继续前进,进入到第五个层次。学习是一种对自我能力的认可,具有多重性快乐,书本和课堂知识,能够快速地掌握并做出正确的答案,甚至是举一反三,这是对自己能力的一种认可;学习好、学得快,还获得老师、父母、同学、朋友们的赞扬和认可;好学生还会获得更多的尊重甚至是小小的权利,例如班干部多是由学习成绩好的孩子担任,许多活动也只有好孩子更有资格参加,同学们更喜欢学习好的孩子,所以学习好的孩子更容易产生归属感并提升自我身份和能力的认同。

第六层,学习是一种自我超越。

只有少部分孩子才会进入到第六层,因为学习不仅仅是对学习能力的认可,还是对旧知识的不断更新和超越,当我们掌握越来越多的知识的时候,就会产生一种今天比昨天更强的感觉。学习获得的快乐也会进一步累积和增强,学习成为一种自我挑战,一种获得更加广泛认可的能力,同时这也是心理需求层次的高级阶段。到这个时候,学习将成为终其一生的良好习惯,与外界要求相一致,得到最多的赞誉,为了维护这一优势,孩子们就产生良好的自我约束,并具有良好的道德感、创造力、责任感,进一步加强自我监督和自我学习的能力,以不断超越自身为乐趣。如下图所示。

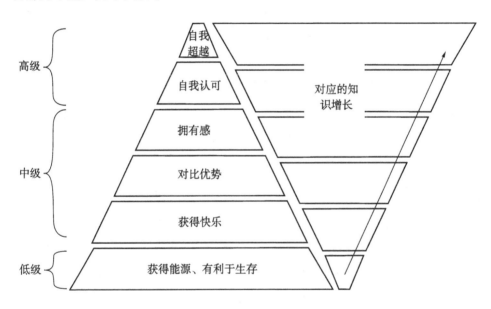

关于学习层次的图示

这样的学习层次和马斯洛的心理需求层次有类似之处,但是只适合于完美的形式,即一路向上成长,具有学习的内在需求,也能够从中获得快乐。但是假如我们将其放到成人阶段来看,那些无法获得中级快乐的人,他们的自我认可与自我超越,就不再依赖学习,其过渡的层次也就不那么明显。

学习层次越向上发展,就越源自内心,越是心理层面的需求,而一般人则转向到物质层面需求,通过不断对物质的索取,来获得持续的满足感。如下图所示。

衡 商——心理平衡之道

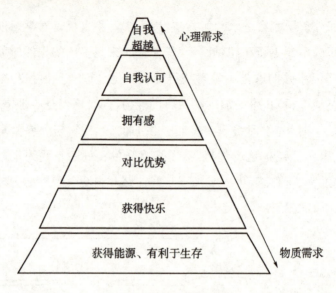

关于学习层次的图示

可以想象,有的人通过绘画、音乐、发明、创造等获得尊重与自我超越,而有的人通过财富一样可以获得相应的感觉,仅从快乐的感受来说,差距不大。

人生的道路有千百条,不是说非要走哪一条道路才是对的,也不是说人人都当科学家世界就安逸和平了。我们确实需要更高层次的满足,但是实际的心理需求层次是混在一起的,饿了要吃饭,冷了要穿衣,除了极个别的特殊情况以外,在一天之内的心理需求层次都会不断地调整变化。例如肚子饿了的时候生理需求就会占据优势,成为最强或者较强的矢量,推动我们放下手头的工作,去先满足口腹之欲。但是如果这个时候有更重要的事情,例如接待一个重要的客户或者面对老板,关系到未来的发展,肚子饿也就能够忍一忍,把被认可、获得尊重等放在前面。所以,展现什么样的心理需求层次,做出什么样的行为,总会遵循基本的有利和无利的原则。

况且,外在的压力会形成约束,即行为会受外界因素的显著影响。俗话说英雄的管家眼中没有英雄,也有人翻译成"仆人眼里无英雄",可见英雄总是在有外界观察时保持光环和完美形象,一旦回到家里,就放下虚伪的装扮,变回一个有血有肉的平凡人,不再关注于外界的眼光,当然也就没有什么社会需要和自我超越了,转而寻求最简单舒适的生理需求和安全需求。而在公众面前,可以想象,英雄是可以暂时性舍弃生理需求和安全需求的,这与我们平时的所作所为也别无二致,许多人在公司里面表现的敢打敢拼,聪明机灵,但是回到家就无需再保持这种形象了,懒懒散散的其实倒也舒服。

对孩子成长而言,过少的外界压力会让他们失去目标,即第四层的拥有感不强烈,很多孩子并非学习成绩不好,而是不知道为谁而学,就算考试考好了,又有谁去关注呢?

对另外一些孩子而言,外界压力则形成了极强的阻碍,毕竟孩子的智力发育有先后,就如同大家公认的,女孩儿的智力发育较早,所以在初中前女孩儿考试成绩占优势,而男孩儿则在初中以后逐渐占据优势。另外每一个人的天赋不同,有些孩子硬性记忆能力强、有一定语言天赋,拥有较好的逻辑和抽象思维,所以很容易在应试教育中取得好的成绩。但是有些孩子,可能终生也难以产生对语言的感悟和亲和感,又缺乏一定的逻辑思维和抽象思维基础,所以既学不好语文、英语,又学不好数理化。如果这个孩子身上有音乐、绘画、体育等方面的天赋,并得到家长的支持,能够寻找到负责而有水平的老师提携指点,或许还有别样的人生,但是如果没有,或者相关天赋开发很晚,那么家长给予的压力越大,对其后天智力发展,乃至天赋的开发都会形成不利的局面。因为很多人会在无法进步,无法逃避惩罚,又不能用其他快乐替代时,逐渐丧失对自己的信心,如同跳蚤效应一般,失去了向更高目标追求的动力和意愿。

所以在学习层次理论里,环境影响和压力很重要,特别是还未长大成人,未能拥有独立的人格、事业、家庭,无法脱离父母,无法真正完成心理和角色转化时,过大和过小,都会阻碍其向更高的层次发展。

只有极少数的孩子,能够凭借自身的天赋,例如因其硬性记忆能力强、有一定语言天赋,拥有较好的逻辑和抽象思维,所以能够很快地接受和把握书本知识,即便父母不负责任或者过于强权、对老师不满或与同学间关系不融洽,但是却依然可以从学习的过程中寻找到快乐,并有助于抵消外界压力。

但是学习层次依然是片面的,就如同马斯洛的心理需求层次一样,即便能够到达高级层次,实现自我认可和自我超越,同样也会出现问题。学习层次更多的是针对踏上社会之前的阶段而言,人生是多方位、多角度、多层次的,不能单纯以学习优势来取代全部,仅仅可以说,在单纯的环境中,当需求和努力方向一致时,心态才会平衡,才会感觉到快乐。但是当踏入社会,脱离开单纯的学习环境时,就会面临着剧烈的变化,单一的书本知识和学习模式与复杂的社会知识往往是脱节的,因此有些人就会茫然失措,即便实现学习的自我超越也可能会出现心理失衡现象。

6.3 平衡坐标系——对比、改变和迁移

通过心理需求层次和学习层次的解析,可以大致地看到一个人明显的趋向,也就是性格、习惯的构成,可以将其当做动机的内在矢量划分依据。

可以观察到这样的事实,即**需求是不断出现,不断被满足并被替代,被满足的需求其矢量强度会极大地降低,甚至会转变成压力**。例如吃饱后的饥饿生理需求强度就变得很低,再让他吃一碗还可以勉强做到,让他再连吃三碗就只能勃然大怒,已然不存在用餐的需求,继续让他用餐只能是一种强迫性的压力。还有些需求存在天花板,例如生理需求就存在明显的制约,还存在明显的周期性变化。

而有些需求有时候并不需要真实的满足,特别是安全需要、社会需要和尊重需要,包括自我超越也有类似状况。如果我们把自己的心理需求标示为有强弱有方向,那就可能为心理需求设置一个坐标,假如这个坐标存在的话,许多需求不需要真实满足,只需要轻轻地挪动一下坐标系就可以了。

心理坐标系是一种虚拟的概念,可以用来衡量不同需求矢量的强弱;同时也是一种衡量标准与参照;还可以用以标示内心的平衡状况。

要想理解心理坐标系的概念,只需要看看身边的案例就可以了。例如在日常生活中,许多人心中不满,喝点酒就当众借机发酒疯,把心中的不满诉说一下,就感觉身心舒畅。心理咨询里也有许多类似的案例,部分咨询者怀着深深的焦虑和悲哀,被某些不如意的事情困扰着、压迫着,简直无法继续呼吸,但是和心理咨询师倾诉后,就感觉舒服多了。还有前文提到的踢猫效应,都可以看作是一种坐标系的迁移,即外在环境和压力未发生任何的改变,我们只通过调整坐标系,就可以使内心

感觉舒畅,感觉被压抑的需求得到了释放。

中国有句老话也很能说明这个问题:"人家骑马我骑驴,上不足兮,下有余。回头看,推车汉。"就是改变坐标系的典范,即以谁作为参照的问题。

反之,假如设定了错误的参照标准,例如我们以竞争的心态,处处和他人的优点做比较,即便能够获得一定的社会地位和财富,也不会感到快乐。人外有人天外有天,我们永远无法在每一个行业里都做到最好,充其量,大部分人只能在极其有限的范围内,做得比自己身边人要强一些而已。

假如社会整体都很安定富足,都很和谐,则我们对安全需求和社会需求其实并不强烈。有句话说,当鞋合脚时是最好的,最舒适的状态是身处其中而感受不到,就像健康的人很少关注自己身体的心脏、肠胃、关节的状况,因为一切都运行良好,不需要过多地关注,所以并没有相应的健康方面的需求。即便饮食穿衣这样的需求,很多人按部就班地生活工作,衣食有保障,所以有相应的需求,也不会导致内心的焦虑和崩溃。而另外一些需求,特别是随着社会竞争的加剧,想要获得满足是很难的事情,例如权利和财富,而且我们总是向更高层次攀比,拥有一定权利和财富的人,会面对更多的竞争,也会看到许多条前进的道路,在内心描绘了许多美好的愿景,但是向上走总是困难的,比如有些人富有以后,在吃喝穿用上都会向更高收入人群的标准靠拢,以便尽可能加入更高收入的圈子,所以财富总是显得不够用,就容易导致内心的失衡。

因此,**目标设置的越大、越脱离实际,就越容易失控,心态也就越容易失衡。**

想达到目标不外乎有两种方式:

第一种,不断地努力,不断地进取,让自己逐渐地达成目标。可惜不断进取谈何容易,需要日积月累的付出与努力。

第二种,改变坐标系,即改变需求或者改变参照标准。

改变需求是以需求目标变化为前提的,有人常常把自己的目标设置地无限远大,生活中点滴的小进步倒像是蜗牛在爬,他们想要与众不同的辉煌,但是却没有与之匹配的能力和韧性。有的人想成为世界上最强壮的人,练了几天哑铃后受不了肌肉的酸痛,就放弃目标,想变成伟大的语言学家;学了一段时间的外语,受不了背诵的枯燥和无趣,又想变成了不得的炒股高手;损失了几次以后又想变成演员……总之,无志之人常立志,世界流行什么就想去做什么,寄希望于新出现的巨大目标所带来的新奇感和对预期成功的美妙幻想来掩盖前期未完成目标的失败,并掩饰自身能力不足和缺陷,使新目标成为一种借口和逃避的手段。

改变参照标准是以改变目标参照物为前提的,当无法实现目标时,心中自然感觉不够舒适,但是一旦发现还有人不如自己,就心安理得起来,一方面给自己寻找无法完成目标的借口,一方面打击那些不如自己的人,以便抬高自己,从而感受到对比的快乐。

生活中这样的例子很多,特别在涉及共同利益的群体中就更加明显,例如所有人都完不成公司制定的任务,但是排名靠前的却可以通过嘲笑落后的人、讥讽他们拖了整个团队的后腿,来推卸自己的责任,典型的五十步笑百步的做法。

更进一步改变参照标准的做法是精神胜利法或者是诅咒。这两种方法实施过程,外在条件和内在需求都未发生明显改变,唯一改变的是想象,从幻想中认为自己进行了反击,使竞争对手遭受重大损失或是占到了对方的便宜,从而感受到内心的喜悦,并达到了暂时性的平衡。

精神胜利法以阿 Q 精神为代表,想象着自己变得很高大,甚至远超对方,从而不屑于和对方争执。诅咒更是一种自欺欺人的做法,通过某种特定的语言和行为打击对方,幻想对方即将遭受严重的损失。诅咒也分不同级别,较轻微的例如国人遭受不公待遇或者挫折时常用的"国骂"、职场中常用的散布流言和背后说坏话,较严重的例如借用巫术、毒咒、下蛊等,基本皆属于此类。

所以**我们的大脑善于自我欺骗,与其无法完成任务让自己感觉不舒服,不如用替代的方式,想办法让自己舒服一些。**

有时候这种替代方式是有利的,例如降低要求就有积极的意义,就像许多人喜欢购买山寨版。好东西人人都喜欢,但是却需要更多的资金,有人出于面子等问题考虑,暂时购买仿品来满足一下需求,待日后有钱再满足愿望。从积极的意义来说,暂时性的心理满足可以避免强烈的挫折感,并保持良好的前进动力,这总比因为实现不了欲望,而不断的苛责父母、怨恨社会、以不法手段去谋求利益,甚至不惜损害他人和社会利益要强。

人生在世,总有不能完成的目标和愿望,我们通过简单的调整参照标准,先获得逐步的小满足,一步步向终极目标前进,这样就合理许多。就好像运动员一样,想获得世界冠军,不是一开始就以世界纪录为标准,而是必须经历一个漫长的过程,设定一个通过努力可以达到的标准,一秒一秒、一厘米一厘米,甚至是进步几个毫秒、一两个毫米,不断提高、不断总结、不断消除自身的短板,也同时不断提高标准,最终冲击世界纪录,并取得成功。

但是世界存在许多非理性因素,期望的目标值很难设置得合理,没有多少人像运动员一样,有经验丰富的教练帮忙把关,能逐步改善弱点,设置合理的短期目标。对我们而言,有时候当期望目标无法实现时,放弃反而成为一种合理的选择,否则继续前进,所遭受的挫折感和失败感就越强,正向的矢量就会减少,而负向的矢量则会一再地增加,内心就会面临越来越大的压力,假如找不到合适的突破口,就很容易导致整体的失衡。

彻底放弃要求是一种简单而无奈的消极措施,害怕挫折和失败,因而放弃努力,不再抱有幻想,或者沉迷于幻想的空间,先由凡事凑合、不积极、不努力开始,逐步过渡到消沉、封闭,最终放弃目标,并失去了自我。

可见无论是坐标系的调整还是目标的改变,都有一定的限度,在调整的过程中依然保持正常的快乐,依然可以通过努力来获取收益。同时,坐标系的稳定还有赖于是否拥有稳定的世界观、人生观和价值观。

心理学中的**阿希效应——费斯廷格社会比较理论**说:"在情境不确定时,其他人的行为最有参照价值。"我们的世界观、人生观和价值观,完全是我们所生活环境与接触的利益相关者的综合反应。

稳定的环境有助于形成稳定的三观,也意味着拥有稳定的坐标系,只有稳定的生活和精神基础,才能正确体会世界,并且衍生出正确的人生观,同时也只有正确的世界观和人生观,才会有正确的价值观。

姑且不讨论世界观是否处于最高层次的问题,它更像是潜意识,毕竟很少有人整天从什么宏观大局来思考人生的问题,而更侧重柴米油盐酱醋茶这样琐碎的现实生活的小事,所以一旦涉及利益、薪酬、职位、教育、恋爱、教育、娱乐、养育等切实利益问题,就很容易用物质化、价值化、利益化的标准去衡量每一件事情的利弊。

我们被现实的种种琐碎折磨着灵魂,如果想处处从世界观、从宏观上思考人生,并为芸芸众生谋取福利,那必须达到一种超越自我的境界,那是一种伟大的情怀,普通人难能企及。芸芸众生们,还是遵照四个基本自然法则来接人待物、为人处世,所以价值观才是凡人日常生活的基础。

人生观同样受环境影响。 我们从出生之日起,甚至按照胎教的观点,在呱呱落地之前,就已经深受环境的影响,决定了即将从属的社会群体、发生什么样的社会关系以及会受到什么样的影响。如家庭关系、地缘关系、业缘关系、经济关系、政治关系、法律关系、道德关系等,都是他人的价值标准与人生观所构建的坐标系。**如果我们感受所从属的关系不够稳定,那么也就难以建立起自己稳定的坐标系,从而无法塑造完善的自我。** 假如我们从小就明白父母的坐标系在不断地为利益和价值而调整,长大后所接触的人都是在不断为个人谋取利益,则长大后价值和利益将取代一切,一旦利益受损,就会出现严重的心理失衡。

只能说,人生的价值观和人生观是受世界左右的,处在这样一个物质化、价值化、利益化的世界里,分辨和思考需要稳定的生活作为保障和基础,或者需要一个外在的环境,比如身边所有人都善于总结并思考人生,这样才会形成引导,不再以物质生活作为炫耀的资本,而以独立的思想、语言、个性取而代之,所以在整个人类历史文明进程中,仅在某几个时期才出现百家争鸣、百花齐放的盛状,是有原因的。

不能说单纯的物质生活就能维持坐标系的稳定,而是综合性的考量,无论是内在还是外在,我们总是需要符合外界的标准。即世界观、人生观、价值观不是谁从属于谁,关键看现阶段的生活状态,受什么样实际生活的影响,怎样才会有助于生存,这是现实,而非实用主义哲学。

6.4 严重失衡和自我超越

有些人,有痛苦和郁闷,通过倾诉就能缓解;有些人把自己受的委屈转移给他人就能缓解;有些人把自己不愿承担的责任推卸给他人就能得到心理平衡,例如把自己犯错的原因归罪于他人,世界因此而变得复杂了。

压力是多重的,有内外之别,内在的压力和不安全、不稳定感容易来源于父母,而当我们原本就不够稳定的内心再受到外在压力的影响时,就无法依靠内心的力量来支撑坐标系的稳定,也难以形成稳定的心态,当按照错误的标准采取相应的行为进行反馈和调整时,内心的失衡反而加剧了。

所以,**内心的失衡,往往因由错误坐标系的建立和错误调整方法**。大脑有思维定势,总是习惯按照原有的思维来进行思考、选择和决定,如果原本的思维模式就存在偏差,就很难及时发现并改善。思维定势是一种长期的习惯,无论形成还是改变,都需要时间和积累,所以一旦内心出现偏差,就很容易在错误的道路上越走越远,虽然困惑,却难以扭转。

即便世界如此复杂,大脑也需要遵循一定规律,以便节约能源应对挑战,如在第3章里介绍的惯性思维,以及心理的功能固着和投射效应,都是这一类型的反应。

可见大脑的这一特性并不都是好的,即便我们遭受到伤害,遇见挫折,也懒得开动脑筋,反而容易按照错误的方法执行,例如第4章提到的心理学踢猫效应,为什么不能让不如意到此为止呢。

踢猫效应是一种坏情绪的传染,是一级级向下进行的,也容易引发连锁的反应,产生蝴蝶效应。如同一场德克萨斯的龙卷风,也许源于两周前南美洲雨林中蝴蝶闪动的翅膀。当然理论归理论,现实肯定难以形成这样的怪圈,仅从理论上讲,是行得通的,人们之间的坏情绪,接连不断的矛盾与摩擦,是蝴蝶效应的真实反应。有时候我们通过踢猫效应将坏情绪宣泄出去,获得了一时的平衡,但是错误的决策和行为,导致环境更加恶劣,最终坏情绪会通过其他渠道传导回来,连同自身也深受其害。这就是为什么许多公司会因经营者的恶劣脾气而导致经营不善,员工承受了不应有的坏脾气,只能一级级向下发泄,而最底层无法发泄的员工群体,只能将怒火发泄到产品上,导致品率的下降和工作效率的下降,以另一种形式进行了抗击和报复。

对大部分人而言,即便心理出现失衡的状态,也是暂时的,坏心情的传递也不会一级级放大,因为大多数人可以通过正向的宣泄,例如锻炼、音乐、美食、逛街,或者和朋友聊聊天等释放压力。负向的宣泄大多也是暂时的,例如通过酒精麻醉自己、把坏脾气倾泻给其他人、看点儿刺激性恐怖电影、在无人之处大声咒骂或者哭泣，然后可以慢慢地恢复，其过程都可以看作是对外界压力的变通处理。

只有少数人会出现明显的异常现象，例如出现严重的自残、自杀，或者暴力和持续的伤害行为，这也许可以从获得快乐和逃避惩罚的两个角度，并结合学习层次和平衡坐标系来解释。

首先要从婴幼儿的心理开始说起。在婴幼儿时期，所有的快乐与幸福，所有的能源获得以及降低消耗的措施，都由父母提供，父母也会对孩子的进步给予最及时的赞扬和奖励，所以孩子在学习层次的第一二级，即"获得能源有利于生存"和"获得快乐"两个方面和父母息息相关，总会在意父母的眼光和评价。

可是孩子们的成长是一个逐步的过程，孩子每天取得的进步有限，而父母对孩子的期望却往往超出实际能力，同时，父母也会忙于自己的工作，所以孩子即便有相同的表现，也难以得到更多的反馈。

在第三阶段，与伙伴们的对比优势也是如此，最初学习某项技能、拥有某种知识所获得伙伴们的羡慕和赞扬，很快就难以保持。小伙伴们习惯以后，不但不会做过多表示，甚至还会在其继续展示才能时加以打击，谁都不喜欢别人比自己强，可以称之为嫉妒。所以对孩子们而言，除非不断地进取、不断地学习和超越自己，才能够持续地保持优势，获得来自父母和小伙伴们的赞扬。

可惜，这是非常不容易做到的事情，很少有哪一类技能可以长期吸引别人的眼球和关注，个人所拥有的技能，仅仅只被当做一种个人的特性而已，除非出现两种情况。

第一种，生病。许多孩子聪明地发现，一旦感觉身体不适，爸爸妈妈就会放下那些自己了解不了体会不到的所谓工作，加倍地给予自己关爱和照顾，甚至让自己可以像个小婴儿一样，获得久违的拥抱和亲吻。病情愈加严重，父母关爱的表现就愈加地强烈，无论如何也不肯失去孩子，孩子的愿望，在这一时刻也最容易获得满足，轻易获得美食和玩具。有些家长甚至完全放弃工作，长时间留在家中陪伴照顾孩子。

第二种，大幅度地突破自己，超越目前的水平。这种超越如果想通过学习来获得，是极其困难的，任何知识的累积和进步都需要时间和不懈的努力，但是有些孩子们发现,冒险是更容易引起注意的手段,比学习新技能要容易得多。当然,孩子们对危险认知和预测的能力较低,所以就容易频频地以某些冒险的举动来换取注目,例如爬到别人不敢上的树上掏鸟窝、去别人不敢去的湖里游泳、从高处往下跳等等,而且其他小伙伴们越退缩,其表现的欲望就越强烈。

冒险存在失败的可能,需要克服极大的恐惧,如果冒险成功,那确实会变成一种极其快乐的事情,像是一种挑战自我的超越,体会到没有苦就没有甜。同时克服恐惧、体验接近于死亡的感受和成功的快乐相比,会使得快感更加强烈。这种冒险有时候还会带来额外的收益,即引起父母的关注,虽然这种关注往往伴随猛烈的批评,可是孩子们的成长要依附于成人,即便被指责也强于被忽视,所以越缺少关爱的家庭,孩子们越容易做一些出格的事情。

另外对冒险,不同的孩子有不同的参与度和观念,那些冒险的成功者得到奖赏,其他人就失去奖赏,所以我有而别人没有,则拥有感和喜悦感会因对比而显得更加强烈。对那些失败者,那些无法获得奖赏的孩子,还可以通过观察比自己更失败、结局更惨的孩子,体会到让对方失去的过程,体验到扭曲的快乐。

不同的家庭环境和不同的孩子特性,使每一个孩子的感受不同,其性格的延伸和发展也不相同,有些孩子并不能很好地体会这一状态,既不喜欢参与冒险,也不能从失败中获得教训;而有的则喜欢更多的冒险;有的走向了阴暗面,喜欢观察他人冒险失败的经历。

所以,**生病和冒险,是让爸爸妈妈体会到失去的可能,即通过让父母吃苦(惩罚)的方法来获得更多的甜(快乐);冒险和挑战自我,是体会使自己失去(惩罚)的感觉,进而体会到拥有更多的甜(快乐)。**

成人以后,我们不再完全依赖外界的评价,转而形成自我评价和外界评价结合的状况,幼年时期的经历得到了发展,对快乐的追求也有了更多的主动性。

对那些喜欢冒险的人而言,只有通过不断挑战自我,通过参加一次次极限运动来增强对自我能力和水平的认可,对参加极限运动所获得的超常规快乐感受,这种极端刺激,是普通的日常生活很难感受到的,因而导致他们乐此不疲。

对大多数人而言,是无法体会这种感觉的,极限运动让他们感觉生不如死,极度的恐惧无法让他们拥有挑战的自信,顶多通过观看恐怖片、事故照片和视频,或者参加游乐场的相对安全的刺激项目来满足一下好奇心。当然有些人还想通过这类活动向别人证明一下自己还算有胆量。

但是有一些人则喜欢频繁地观看恐怖片,来体会那种旁观别人失去而体会拥有的感觉,看完后产生自己过得还不错的想法。这种做法还停留在空想的阶段,未能模仿和付诸行动,所以他们的失衡也是暂时性和较轻微的。

更进一步的,对有些人而言,他们的童年是不幸的,生活在冷漠、语言暴力甚至是肢体暴力的环境中,得不到幸福和关爱,不论是学习进步还是生病不适,都得不到应有的赞扬和呵护。他们无法建立起稳定的坐标系和内心平衡,许多快乐,只能够通过观察他人的失误和过错而获得,因为他们自己的失误与过错,也常常会遭受到讽刺和嘲笑,这使得他们的心理产生一些不利的变化,逐渐地褊狭,越来越喜欢从弱者身上寻求平衡。

这样的孩子长大以后,无法从正常的工作生活中获得快乐,因为从小就没有能够体验到学习的乐趣,他们内心扭曲的平衡,只能够频繁地通过打击嘲笑那些不如自己的人来寻求。更进一步,有些人会通过一些暴力手段,通过非法的恶劣手段使对方失去,例如欺负弱小、非打即骂、甚至是伤害或是杀害。当他们拥有更多的权利,能够超越法律的制约时,还会引发更多的混乱,通过不断地彻底破坏、虐待、屠杀等疯狂行为,即让更多人更多的、彻底的失去,才能让自己获得更多扭曲的快乐,成为严重的失衡者。

严重失衡者同样受环境和压力约束,就好像许多暴力分子在面对拥有法律和武力的警察,在面对更高权力和破坏能力的上级,都会收敛自身的言行,以避免触怒对方,过后再把心中的不如意发泄到下属和其他无辜人的头上。

严重失衡者如果受到过大的环境和压力约束,无法向外界倾泻自身的不满,无法正确地疏解那些被压抑的需求,长期感受不到爱、快乐、关怀和温暖,就容易产生自我毁灭的倾向,产生一种自己不再重要、通过放弃生命来彻底解脱、逃避惩罚和痛苦的行为。同时自我毁灭也是一种惩罚手段,用以惩罚那些"不关心、不爱、不在乎"自己的人,例如认为自杀可以惩罚"不爱自己的"父母或分手的恋人。所谓的不关心、不爱和不在乎,只是一种自我感受,有时候是施爱一方错误的表达方式无法让自杀者接受,有时候是自杀者缺乏对爱的正确感受所致。

内心褊狭的人难以感受到爱,同时许多人爱的方式也未必能够让人接受,有些人恪守某些规则和风俗,例如传统男性家长通常比较威严刻板,不善于表达,甚至把棍棒出孝子当做一种爱的表达方式,认为是对孩子好。这样的行为在平时或许还能被接受,但是一旦孩子出现心理问题,出现严重失衡的时候,不通过疏解和安慰的方式,反而简单粗暴的一棍子打下去,就只能让后果变得更加严重。

同时自杀并非是失衡者的专利,许多成功者和自我超越者同样存在此类情形,这是马斯洛心理需求层次理论所无法解答的。其实每一个人都一样,当我们对快乐无限追求,而又得不到的时候,当我们拥有极致性的思维方式时,钻入牛角尖的并不仅仅只有严重失衡者。

对自我超越者而言,通常是付出所有努力、动用所有资源的结果。况且,许多成功的自我超越者,在性格和习惯上,更容易走极端,获取快乐的方式也非常单一,否则就很难排除各种干扰而把时间和精力集中到工作中,而在这一基础上想再次超越,其困难程度可想而知。故此,在继续努力想超越自我的时候,从衡商的公式来看,就相当于被压抑、不可实现的需求无限增大,而又缺乏其他排解的渠道;同时无论是自己还是同行以及媒体,都对其"下一次的成功"加倍关注,因此环境变得苛刻,聚焦的压力也非常强大,无法完成的"下一次成功"就变成了一种痛苦和惩罚。为取得持续的超越,有些人不惜以作弊的方式来获得所谓的成功,而有些人则采取彻底逃避的方式,结束自己的生命,以彻底逃避痛苦,以极端的方式终止"惩罚"。

以上分析仅仅是自我超越者自杀的因素之一,自杀的成因是复杂的,是多重因素共同的结果。例如或许是大脑本身的问题,有脑科学研究表明,自杀者的大脑存在某些异常,这种异常甚至带有某些遗传的倾向。也有可能是源自童年时某些不幸的经历,或是模仿,即身边近期发生过自杀现象。

从另一个角度,自我超越者也不是完美的代表,许多"成功人士",他们或许取得了别人不可望其项背的成就,但是其内心却依然是偏激、固执、苛刻、吝啬,具有诸多不和谐的因素,同样会采取排挤、讽刺、设置障碍,甚至打击竞争对手和晚辈同行的行为，以确保自身的利益。

所以，无论是喜欢极限运动的正向自我超越者，还是喜欢采取暴力与伤害手段的严重失衡者，其行为的背后，彼此有深刻的关联，就好像一把双刃剑，一面代表恶，一面代表善。不同的是，自我超越者的行为基本对他人不产生伤害，而且做到了常人所不能做到的事情，所以广泛地受到赞誉，这一赞誉，又反过来加强了他们努力的行为和信心。

而那些失衡者所施加的暴力和伤害，针对的是他人，是把自己不愿意遭受的惩罚加倍转移到他人身上的恶劣行为，同样是常人所不能做到的事情，所以受到了排斥和敌视。但是这种排斥和敌视，无法帮助他们走向正轨，只能让他们更加注意隐蔽自身的行为而已。

从衡商的公式来看，自我超越者对可实现需求达成的愿望很强烈，实现需求所具备的资源也必然与之相配合。有一个极限专家对我说，不要以为参加极限运动的都是些拿脑袋玩命的人，其实他们非常谨慎，拥有非常专业的技术水平和设备，从来不会拿自己的生命去开玩笑。所以，极限运动绝非冒险这么一个简单的心理状态就能代表一切。

当然自我超越者也有性格的差异，有些人喜欢成为焦点和公众性人物，将自己的行为广泛传播和宣扬，喜欢掌声和赞扬，而另一些人只是默默地做自己喜欢的事，只有自己周围少数行内专业人士甚至只有家人知道，为人处世相当地低调，更看重对自我的认可和心理感受。

反之，严重失衡者，他们被压抑的需求非常强烈，也不能为人所知或被人认可，所以他们生活的压力是极大的，环境也是极其复杂的，更缺乏实现需求所具备的资源，因而这种失衡是一种长期的。

自我超越和严重失衡者存在相互转化的可能，其感受到的压力和环境起到重要作用。许多喜欢极限运动的人，也曾经非常地不快乐和压抑，但有机会去接触和体验，感受到不一样的自己。而在资源方面，例如时间、资金等方面也能给予一定的支持，家人或同伴给予鼓励，所以被压抑的需求经过转化，得以释放。如果严重失衡者能够转换环境，有机会参与到自己力所能及的事物或活动当中，也能爆发出非凡的动力与斗志，也有可能收获别样的人生，走向辉煌，变成受人尊敬的成功人士。关于这点,我们或许可以从历史上许多名人事例得以观察,许多人的嗜好、癖好、性格取向等不为世人所容,其压力促使他们把所有的时间和精力倾注到工作中去,经过不懈追求,建立了不世功勋、彪炳千古。

对自我超越者而言,巨大的压力更容易转化成动力。《史记·太史公自序》中也说:"夫《诗》、《书》隐约者,欲遂其志之思也。昔西伯拘羑里,演《周易》;孔子厄陈蔡,作《春秋》;屈原放逐,著《离骚》;左丘失明,厥有《国语》;孙子膑脚,而论兵法;不韦迁蜀,世传《吕览》;韩非囚秦,《说难》、《孤愤》;《诗》三百篇,大抵贤圣发愤之所为作也。"

可惜,严重失衡者与自我超越者相比较,更难接纳自己,难以发现自身的长处,即便有长处也会低估,采取悲观的姿态,难以做出超凡的成绩。同时严重失衡者往往缺乏明确和正面的获得快乐的目标与手段,也难以获得相关的资源,改变思维定势也不是一件容易的事情,所以转变往往是极其困难的事情。

所以在考虑衡商公式时,是一种综合性的考量,不以一时之言之行定生死,而是一个动态的变化过程。人人都有需求,都有向好方向发展的意愿和诉求,未能向好的方向转化,或许是资源不相匹配,或许是缺乏相应机缘,也有可能是环境压力导致保守和退缩。因此,失衡者也存在向好的方向转化的可能,或许在早期,失衡者无法摆脱父母的影响,但在长大成人后,其接触的环境就非常重要,在一个积极健康向上的环境中,可以有助于他们修正和调整内心的平衡状态。

不过能成为自我超越、严重失衡者的人是少数,他们往往是外向型和行动派,即能够将自己内心的冲突、恐慌、失衡的压力释放出去。但是大部分人的压力释放极其保守,更倾向于便利而快捷的方式,例如暴饮暴食、购物狂、酗酒、药物滥用甚至无节制的性关系等,既不产生自我超越,也不伤及他人,只能在符合道德和法律约束规范的前提下,以一时的快乐来代替内心的恐慌。这种思维形成惯性,即便通过心理辅导也未必能够有效缓解。因为所有的成就、设定人生方向、人生规划、人格重建、家庭关系修复等,往往是一种远期目标,俗话说叫做远水解不了近渴,一旦重新遭遇挫折,就很容易回到原有的习惯中,继续以过去的旧习来及时满足内心的不适感。此外极少数人甚至将某种"恶习"当做一种自我保护的手段,其原因或许和遭受挫折的强度有关,因此也就更难以自我纠正。

每个人的心理失衡应有其必然的内在原因,在极端的情况下,当内心极度恐慌与混乱、严重失衡的时候,以他人的坐标系来替代自身坐标系,也不失为一种良策。

6.5 坐标系的替代

健康稳定的心态不会一朝建立,而是一个逐步探索和成长的过程,在人类幼年阶段,几乎不存在什么坐标系的问题,而完全按父母之喜以为喜,应父母之忧而以为忧,即父母的坐标系替代了孩子的坐标系。

随着年龄的增长,心智也随之成熟,孩子们有了自己的需求和相应的能力,也有了对外界压力的感知和互动方式,所以每个人都会产生不同的心理平衡调节方式,例如听音乐、绘画、语言、运动、管理控制、技术工作等等,通常和其兴趣爱好以及天赋有关,每个人都有其适宜的获得乐趣和逃避压力的方式。

人们的内心坐标系一旦建立,就会呈现一种较为稳固的状态,这是大脑特性所决定的,不会轻易改变。但是人生在不同时期,也可能会出现几次较为明显的改变,从衡商坐标系的角度来看,像是一种以他人的坐标系来替代的现象。例如热恋,就是以追求伴侣的爱好为自己的爱好、以他(她)的收获为荣、以他(她)的失败而沮丧,愿意共同承担责任和压力,愿意接纳并融入对方的生活环境中……

从衡商的公式来看,自身的需求被对方的需求所取代,放弃自身被压抑的需求和环境等,将自身所拥有的资源与对方共享,以换取对方的认可与接纳。所以热恋是一种单纯的爱,单纯的利己因素变为对方有我才有的状态,极端状况甚至没有我的概念存在,这与恋爱和婚姻存在本质性的区别。正常的恋爱,双方彼此共融但又彼此独立,他们的坐标系不是彼此替代关系,而是相互扶持和帮助的共生关系。

热恋固然有内分泌促进的结果,但也不仅仅限于热恋阶段,对那些本身没有很好的树立内心坐标系和内心平衡调整模式的人而言,对倾慕对象的依赖是长期的,即坐标系的替代不是暂时或是短期的行为,他们的恋爱上升到崇拜的高度了。与热恋类似的状况,还有极度崇拜。

极度崇拜和热恋一样,以具体的人或是群体为对象,以对方的快乐为自己的快乐,以对方的损失为自己的损失,只不过极度崇拜比热恋更加复杂,由单纯的主动变为主动或被动式。

主动式较为简单,当我们崇拜某一个对象时,心甘情愿地为之付出,自觉约束自身的行为,以符合对方的要求。但是被动式就复杂得多,例如**斯德哥尔摩效应**,当某些人遭受到侵害时,会感觉极度地恐慌,感受不到快乐,只有难以摆脱的恐惧与惩罚。假如这个时候权威者(施虐者)给予一定的关怀和安慰,就像在黑暗中看到一线希望与光明,即便这种关怀和安慰极其虚假和稀少,但是却极大地点缓解了受害者焦虑的内心感受,故此建立起错误的平衡模式,以对方为自己生命和人生的主宰,甘愿奉献自己的一切,以讨得施虐者的欢欣,是一种习得性无助的逆向反应。

在这一过程中,首先是遭受迫害的习得性无助现象,然后才是坐标系的替代,继而因极度的恐惧和旺盛的求生欲望,失去自我、丧失正确的价值观念和人生观念,甚至不惜助纣为虐,产生大不韪之行为,以便获得权威者更多的认可。

至于那些原本内心就严重失衡并压抑的人,尚且未能实施破坏行为,在观察权威者(施虐者)的破坏行为而感受到快乐之后,就会产生倾慕和参与破坏的想法。因为权威者(施虐者)提供了原本不能实现资源,例如隐蔽的场所和逃避法律制裁的手段,所以有些人被压抑的需求得以释放,会不再有所顾忌地主动参与到破坏行为之中,成为帮凶。

与倒行逆施的破坏崇拜相对应,主动式崇拜就显得更加纯粹而崇高,甘愿为之付出,自觉约束自己的行为,以符合规则的要求。

人生在世,总有困惑难解之处,若将痛苦和困难倾诉给被崇拜者,获得谅解和护佑,就无需再去深入解析其困惑,从而得到内心的平静。从衡商的公式来看,这种行为隔离了外界环境、降低了压力感受、拥有了某些资源(例如感受到温暖和关爱)、也有助于需求的实现和抵消被压抑需求的不快,所以能感受到获得了良好的内心平衡。

对大多数人而言,很难产生极度崇拜情绪,多数情况倒像是恋爱,不可或缺,但也不一定非要时时刻刻黏在一起,但是却会恪守承诺和规范,这是生活的重要组成部分。

既然有替代,就会有抽离。当爱恋、崇拜的对象背叛、死亡,或者发生某种变故,爱恋者(崇拜者)就失去了所依赖的外在坐标系,就会产生深刻的失落感和心理失衡。长期以他人标准来替代、衡量和规范自己的行为和思维,就会缺乏正确的自我认知和处世的原则,要想重新建立起稳定的内心平衡,往往要经历一段痛苦的重新认清自己并适应社会的过程。

本节讨论的坐标系替代问题,主要是从个人从属于他人的角度来讨论,而某些人试图去控制他人,也可以看作是一种坐标系替代。主动控制他人,并以自身的坐标系来取而代之的情况也可以分为几种,例如在上一节严重失衡者部分就有相关的描述,不仅仅是将自己的不快乐、惩罚加诸于他人身上的做法,也可以看作是一种延伸和自我保护的手段,即通过控制他人,由他人来替代自己接受惩罚的措施,来强化和维护自身的利益。

有些控制和坐标系的替代,是以爱为名义的,例如父母企图通过强力手段来对子女加以控制,以其个人坐标系干涉和取代子女内心平衡,表面就是以爱为借口,实际掺杂了自私的因素,从旁观者角度可以观察到其行为就不仅仅是爱。关于什么是爱,将在第8章第4节"关于爱"的部分加以阐述。

平衡坐标系是一个虚拟的概念,是构建在矢量思维基础上的一种思考模式。

人生的平衡和幸福感需要正确衡量内心需求,也需要正确寻找参照标准。通过坐标系的概念,是为了更好地认识自己和接纳自己,还可以认清与他人的关系。我们身处在同一个世界,但秉持什么样的观念,如何与世界互动,来寻找最多的快乐,达成最佳的平衡状态,需要在遵循一定标准的基础上寻求最适合于自己的方法。

与平衡坐标系相比较,矢量思维不仅仅局限于心理需求一个方面,而是与日常生活的生产、计划、管理、制度、经济、生活等思维高级模式有关。是将复杂信息简化、将模糊信息明确化、无序的信息系统化,从而减少反复衡量所导致的犹疑、顾虑、踌躇、焦灼、烦躁等心态的方法。

正确的利用矢量思维,可以借助管理学中的一些工具,如各类分析模型、矩阵、图表,分析方法和理论来进行分析,还可以借助专业的软件来生成甘特图、或是思维导图等方式,以实现对需求的明确,并实施更加有效地控制。同时这也是与外在参照标准进行衡量对比的有效方法,避免将想法停留在脑海中,混乱到自己也理不顺的程度。矢量思维可以看做是日常生活、学习进步、生产管理、决策计划的重要方法。

关于平衡坐标系和矢量化心理需求问题,还可以阅读理享撰写的《心理学起源探秘——原生心理学》,里面从不同角度进行了相关阐释。

7 关于实现需求所具备的资源、压力和环境

前文主要的内容都集中在四个基本自然法则、大脑思维特性、可实现需求、被压抑需求等几个方面。在衡商公式里,还有三项,那就是关于实现需求所具备的资源、压力和环境问题。

7.1 关于环境

环境是一个大问题,涉及两个方面的主要因素。第一个因素,成长环境对我们成长以及心理平衡的影响;第二个因素,现实环境变化对心理平衡的影响。

我们的性格、品质、习惯,甚至是兴趣爱好都和生活的环境,以及曾经的经历有关,也和感受到的压力与能够拥有的资源有关,环境既对我们形成约束,又产生帮助。

在正常状态下可以不需要考虑环境的问题,我们的认知和思维模式,都与环境相融。**内心的平衡,一般而言总是屈从于外界的环境,以便取得观念、价值评估和道德上的一致**,这样才有助于各种需求的正常实现。

但在失衡状态下,脱离环境来考虑平衡是不现实的,特别是随着社会复杂性的增加,对资源的不确定性就增强了,对恶劣境遇的耐受力也会下降。

环境日趋复杂,使我们即便想顺应环境也感觉困难重重,更不用提逆环境而行了。逆环境而行也不是不可能,但通常只在两种人身上表现得比较明显,

一种是未能构建起合理平衡坐标系的儿童，从小娇生惯养，不服从父母的规劝和命令，我行我素，但是却不一定在外界更大的环境中能够保持一致。许多孩子在家中称王称霸，但是在学校和社会小团体中，却扮演着弱者的角色，并不能争取主动。这种情况是父母所提供的环境既无法形成约束，又隔绝了外界压力而导致的。

另一种是反社会人格，具有社会适应不良、行为无计划性、缺乏羞惭感，甚至具有较高的攻击性等特征。研究证实，反社会型人格障碍的人群，和某些基因的多态性或是突变存在某种关联，同时个人早期的生活环境和成长经历，对其人格的形成具有非常重要的影响。

部分人的反社会人格在幼年时即有所表现，至成人以后，环境的约束力就会变得更差，更不容易受他人影响，更容易受本能的驱使，对挫折耐受力差，喜欢为自己的失败寻找理由开脱或容易引起过激反应，例如勃然大怒，责任心差，因此容易导致家庭关系混乱等。

相比较而言，前者的人数更多，而且这一秉性还延伸至工作当中。比如许多企业反应，有些职场新人，不清楚自己的定位，什么工作都干不好，什么都不深入反而处处讲条件谈要求。安排任务他嫌累、换个轻松的他嫌无聊、换个有挑战的他嫌压力大、换个压力小的他嫌收入少、换个收入高的他嫌加班时间长、换个不加班的嫌不自由，换个自由的嫌没档次……即便企业能够为新人解决当前问题，也永远无法解决他所提出的下一个问题，所以不仅仅是这样具有个性的职场新人，连一些表现还算不错，只不过缺乏社会经验和职业培训的职场新鲜人，也连带受到责难，符合了心理学中的**晕轮效应**，人们对他人的认知和判断，喜欢从局部出发，以偏概全的得出整体结论，因为这是每一个人大脑本身的思维特点所决定的。

这些职场新人有时候仅仅是一种对环境的不耐受罢了，从衡商的角度来看，不过是一种缺乏稳定坐标系和自我调控的手段，不清楚获得与付出的关系，不知道怎样控制自身欲望所导致的状况。形成这种对挫折和痛苦不耐受的状况，通常和从小的家庭教育以及长大后的环境有关。

父母不仅仅只是负责生，还负责养和育。但父母也有自己内心平衡的需求，多数父母并没有做好相应的准备,学校里不教授相关的知识,在社会上接触不到相关的技能,所以他们并没有做好准备迎接一个新生命的到来。

新生命的出现,带给父母们欣喜,也带给他们极大的压力,生活似乎全都乱了套,一切都围绕着宝宝转。如果幸运的话,宝宝比较听话,能够健康成长,父母们会很快回到"正常的轨道",工作和家庭两不耽误,即便劳累也会感觉心安,正常的需求可以逐步地实现,环境虽然出现巨大的变化,但是一切还在可控的范围以内,同时孩子成长带来的快乐,有助于增加心理的稳定和平衡状态。

但是对另一些家庭和孩子而言,似乎就不那么美妙了,生活完全乱了套。宝宝似乎不怎么听话,父母们会疲于奔命,既无法照看好孩子,又无法兼顾好工作。成人的权利和能量总要大于孩子,所以当成人感受到心理不平衡,受到委屈和挫折时,不免把心中的怨恨发泄到孩子身上,埋怨孩子表现不佳或是不如自己心意,比不上别人家的孩子等等。所以**许多家庭的错误在于,父母将孩子变成自我心理调节的砝码,反而影响了孩子的心理发育和成长。**

父母不仅仅是生命的赋予者,更是孩子思想的引导者,孩子总是需要遵循家长规定的制度和行为规范,努力去做那些能够赢得爸爸妈妈认可和夸赞的事。即便有人说现在的孩子们和父母辈有着极大的差距,彼此间很难相互理解,但是一个不可忽视的因素是,外界环境变化实在是太大了,一个未上学的儿童,通过电视电影等获取的某些知识,或许并不比那些整天为工作焦头烂额的父母们少,差别仅仅在于理解角度和深度而已。

过去那种每一代几乎是完全遵守父辈的道路,秉承一致的价值观和为人处世的方式方法,虽然延续了几万年甚至上百万年,但这一切都随着科技技术的爆炸和增长,随着网络、计算机等普及,而改变了模样,我们发现代沟加剧了,时间缩短了。

问题在于,这种影响虽然是针对每一个人的,但对父母产生的压力更大一些,也复杂得多。对孩子们而言,即便社会出现变化,但是他们一出生就面对这样纷繁而多彩的生活,而且他们的大脑还处在发育期,接受新事物的能力还要强于成人。父母们比孩子们悲催,从小生活的环境相对单一,至少远比现在要简单得多,现代化生活环境的复杂趋势,竞争压力变得越来越大,他们自己就产生严重的不适应,况且这种不适应和混乱,还叠加了父母与孩子所带来的压力,并再传递给孩子。所以孩子们不仅仅要面对不可捉摸的外在世界,还要处理父母所带来的难以名状、不可捉摸的催促、监督、规范、教条……很多时候父母以为自己的要求很明确,实则不然,既没有考虑孩子的理解能力,更没有给孩子消化的时间。

孩子要依附于父母,会遵循父母的指导和教诲,所以**孩子的心理稳定性是基于父母心理稳定性基础上的,即父母的心理坐标系是否平衡和稳定,会显著地影响到孩子内心平衡**。中国有句古话叫做近朱者赤近墨者黑,孩子首先会受父母的影响,然后才是家族的、伙伴的、老师的,还有以后踏入职场的。父母的影响大,主要是接触时间长、关系最为密切,以及正好处于孩子大脑发育的关键时期。

父母是孩子成长的参照标准,当父母们都不知道生活的方向,都失去人生目标的时候,孩子们或许不会明白,但是却可以感受得到,他们能够体会父母身上所具有的那种焦虑感、压力、情绪失控等状况。

所以父母对孩子的教育问题,可以分为主动式和被动式两种。主动式是对孩子的期望、赞扬、惩戒和指引,即我们希望孩子成为什么样的人,给予什么样的资源和帮助,向孩子们展现他们能够看得到和能够实现的愿望。而被动式,则源于孩子们对父母的观察,假如父母鼓励孩子好好学习,未来才能够出人头地,能够有所成就,但是自己却怨声载道,体会不到生活和工作的责任与乐趣,自然会在孩子心中留下疑惑,无论进行多少说教都不会起多大的作用。所以父母言行不一,就会为孩子内心平衡的调整,提供错误的参照标准。

我们总是借由外界环境的标准来修订自身的标准,当我们融入环境并认可环境时,并不会感觉有什么异常。例如媒体报道国人出国旅行,因高声喧哗被劝阻的事例,或是旅居国外因做饭油烟太大遭到邻居报警的事例,在我们看来都很正常,反而国外那种和父母吃饭还要各付各的钱,夫妻之间也需要AA制的做法,许多国人表示即便理解也很难做到,这都是环境习俗所造成的。

人是社会性动物,需要和外界交互,每一个需求,每一个决定,都或多或少和外界有关,如果把需求进行矢量化细分和对比,也会带有周围环境的印记,以便符合社会对我们的要求和约束。我们需要适应环境,只有适应环境才会让自己感觉舒适,也会让周围的人感觉舒适。这就好像我们想安静的读一会儿书,但是周围的伙伴们都在喝酒打牌,如果不参与,就会被排挤在外,失去友情。要知道许多人并不喜欢看见别人努力并存在超越自己的可能,又或许仅仅是因为别人努力的样子刺痛了自己,而不喜欢面对自己的内疚而已。

因此什么样的环境,决定了构建什么样的心理平衡坐标,也就构建了什么样的心理平衡调节模式,假如外界相对稳定,则我们内心也比较稳定,即便出现问题,调整起来也比较容易。但是假如外界很偏激,生活在一个充满混乱的环境中,则内心也时刻充满着混乱,要想调整平衡,就是很困难的事情。

现代生活的环境日趋复杂,这种复杂并非是单纯的混乱,而是一种不可捉摸的状况,即世界无时无刻不在发生变化。过去的状况是,做老实人办老实事儿、上学学习好、分配一个好单位,然后一生平平安安,有时间休闲放松,只是受限于当时的娱乐条件,大家更习惯于打牌等休闲方式罢了。问题是,过去的社会治安和稳定状况其实并不比今天要好,所谓过去生活单纯,只不过是环境的单纯性而已。过去无所事事打架斗殴的事情也层出不穷,年轻人缺乏合理的发泄渠道,但是那个时候心理失衡的人并没有今天那么多。

过去的生活已然一去不复返,我们为了生计、为了更好地生活而疲于奔命,曾经想平安一生幸福一生的要求未变,但现在是讲究一专多能的时代,环境的多变为我们提出了各种各样的要求,相关的资讯和信息,也促使我们成为各式各样的"专家"。在家中,可能要变成家庭整理达人、美食烹饪大师、育儿亲子专家、教育理论研究专家和实践者等等;在职场上,可能要变成创意大师、广告专家、生产物流专家、质检品控专家、营销专家、管理专家等等;在恋爱婚姻中,可能要变成情感达人、两性专家、理财专家、娱乐专家;在社会交往过程中,也会涉及音乐、体育、宗教、健康等等多种多样的知识,不要求全都精通,但是至少能够说出个子丑寅卯,能够和别人扯得开谈得来。甚至连心理学也大热,如果不知道几个心理学效应,那就 OUT 啦,可是真的需要吗?理享曾经写过一篇文章,叫做"幸福的人不需要心理学",我们真的需要了解那么多,让自己变得那么复杂吗?

关于实现需求所具备的资源、压力和环境 7

最为神奇的是我们这颗自远古继承而来的非凡大脑,居然允许存储和调用这么多知识,要知道这几十年以前,多数人的生活其实和几百年、几千年前没有什么本质性的区别,做有限的工作、接触有限的人群、只懂得自己赖以谋生的知识,过着日出而作日落而息的生活,安逸而祥和,这似乎才是大脑本来生存和适宜的成长环境。

如此看来,心理出现问题也就不奇怪了,心理诊所开设普遍,各种心理出现问题的人快速增长,这与环境有着极其密切的关系。

环境已然改变,而且无论怎样改变,人们总是需要去适应新的环境,并在环境中谋求发展,让自己更好地生存。所幸的是,即便外界的环境变化如此之大,压力也在与日俱增,但是智力似乎还有成长的空间,这给人们带来无穷的想象。但是或许,这种增长一定有上限,人们大概快要触碰到智力增长的天花板了。

现代社会的成就,太过依赖于智力因素了,而且人人都变得比较聪明也是显而易见的事情,就算是没有亲身经历过,仅凭各种小道消息和道听途说,也能够吸取经验,而不一定非要亲身参与。智商也在不断地提高,当然这种提高或许存在作伪的可能,各种心理学测试,无论真假,都很容易获得,如果有心事先关注一下,并且做一些相关练习的话,是可以在一定程度上提高测试结果的,这样做或许对个人有利,但也许有害,例如某些人被高估,并且承担超越自己能力范围的责任。

对大多数人而言,只能去适应环境,要想去改变环境,需要非凡的能力和毅力。以家庭为例,这是最小的社会单元,也是彼此间最为密切、看似最容易沟通的小团体,但是如果想去改变自己家庭的生存环境,就会影响到利益相关者的安定,例如许多孩子想要有所作为或者变化,却会遭受来自父母的强烈抗议与抵触。

父母辈所形成的人格、习惯、为人处世方法,是他们适应社会环境的结果,固然有其传承的因素,例如许多家庭的习惯源于上一代或是上几代的习惯,但是无论如何,父母们并非没有经过努力,对大多数人而言,眼前的状况已然是经过努力后才能达到并保持的最好状态了,所以,很难被某一个家庭成员的拍脑袋决策所影响。这并非是面子问题,不是所谓的不允许挑战权威,而是新出现的想法,需要经过家庭主宰们的判断,看其是否具有可行性,是否会导致现有的生活受到影响,甚至变得更差。

所以**我们既适应环境,又在维系环境**,并不是每一个人都有勇气去挑战自身生活环境,去改变所有的人,更多的人倾向于先确保眼前生活的舒适性。即便这种舒适性带有极多的限制,但是大脑思维的惯性,决定了很难去做出改善,除非能够及时地获得收益,感受到改变所带来的快乐,否则总是倾向于退缩,享受有限度的快乐和轻松。即便感受不到太多的新奇、非凡的成功,但是胜在省事省力省心。

无论如何,环境是一直在变,而且会变得越来越快,一味采取退缩和保守的策略也是很难实现的,我们能做的,也仅仅是把环境的变量控制在有限的范围内,减少环境变化的干扰,但是,我之蜜糖彼之砒霜,许多行为,不过是压力的转移而已。

7.2 压力

压力是多种多样的,也是永恒存在的。生存的压力导致生命的进化,心理压力导致人类世界的进步。但对个人而言,不同的人对压力的感受却并不相同,有人很在乎身体的状况、有人很在乎外界的评价,有人在意父母的眼光,有人在意权威的言行……如何感受压力并合理的处理与面对,和是否能够保持内心平衡,有很大的关系。

人对压力可以适应,也有改造环境以减轻压力的需求,但是对上而言,通常只能采取顺从的姿态,以适应为主。只有对下、对自己权利的范围内,才会努力去改造环境来适应自己。无论怎样改变,总会遵循一个原则,即在减轻压力的同时,尽力保证个人利益,并尽可能使其最大化。但资源总是有限,人与人之间总会存在竞争,为了避免普遍获利,或者他人瓜分利益,就会产生壁垒。

壁垒指某种用于防御的界限,常见的壁垒有政策壁垒、贸易壁垒、技术壁垒、资金壁垒、信息壁垒、文化壁垒、行业壁垒等等,**所有的壁垒,都是利用了某些法律、规则、制度,避免他人争夺利益**。

有些壁垒是合法的,例如技术壁垒,某些企业通过专利、保密等措施,阻止竞争对手进入相关领域。有些壁垒则难以确定其界限,例如权利壁垒,某个人或者某些人,利用某些规章制度来确定自身的利益范围,从而阻止他人分享利益或者是破坏其稳定性。

从环境的角度来看,当某人设置了壁垒后,对他人就形成了阻碍,因而压缩了环境的空间与合理性。因此**壁垒的设立,往往伴随着不透明度,不但公平性受到了破坏,连同公开性都一并破坏。壁垒可以保障身处在壁垒内的人,拥有相对稳固的环境并有助于减小压力;处于壁垒外的人,压力变大、环境将变得更加恶劣,这种变化与壁垒的数量、强度和范围有着极大的关系。**

壁垒,就是一种压力传递,是一种将自身压力通过某种规则和手段推卸和倾轧给他人的方法。规则一旦建立,就很难改变,极少有人喜欢被别人攻破自己营造的壁垒。

壁垒无处不在,许多人在生活中、学习中、工作中拥有了某一方面的技能,不进行分享,而是藏着掖着只供自己使用,就好像中国传统的工匠们一样,怕教会了徒弟饿死了师傅,即便传授技艺,也需要先拜进师门,以父子身份相处,徒弟是需要给师傅养老送终的。

父母也大致如此,当父母们通过打拼,圈定了自己的职业利益范围,他们会固化自己的言行来维系自己所建立壁垒的稳定性,会对自己的言行建立某种规则,这种规则形成惯性,还会扩展延伸影响到自己的家庭。

美国心理学家麦克莱兰和弗兰兹,在1951年时收集了一些5岁大小孩子的父母们养育行为的资料,并请父母就喂养、照看和训练孩子的行为做了简要说明。在36年以后,在1987年至1988年时,再次收集其成就需要和收入,并将两个时期的资料做了对比,发现早期的父母成就压力与孩子长大后的成就需要之间密切相关。

由该统计调查可以推测,父母所设立的规则,将会带给孩子们更高的压力,而父母对自己也有较高的成就压力,因子们处在相对严格的环境中,不得不调试自己的言行,以符合父母的要求。

低要求的父母也会把自己的观念传递给孩子,心理学家肯尼斯·克拉克做过一项黑人幼儿的研究,他对低年级儿童测试时采用了两个除颜色以外完全相同的娃娃,让孩子们选择哪个是看上去好的,哪个是看上去不好的,结果大部分孩子都把白色娃娃当做好娃娃,而认为黑色娃娃是不好的。克拉克据此认为这些孩子和其他在他们所生活的社会中属于明显劣势地位的人一样,在其人格发展过程中受到了伤害。

  由这个统计调查可以得到结论,很显然,黑人幼儿们的观念来自于他们的黑人父母,也来自于他们所生活的社会,**人们在模仿和学习的过程中感知和顺应外界的压力,并逐渐地导致改变自我。**

  压力有许多种,有些是生物性的,例如身体的创伤、饥饿或寒冷、外界生存环境变化导致的身体感应等等,只要环境改变或者采取某些措施,即可好转。

  有些是精神性的,例如不好的经历、与生活环境相违背和冲突的错误观念等等,出发点是个人,但是比较难以扭转,除非经过外在的协助、接受某种教育,或者改变生活环境,脱离产生压力的人或者事务,才能得到相应的改善。不过在实际生活中比较难以做到,生活环境的制约,让我们难以认清事实并采取积极的手段,也很少有人能够勇敢地挑战压力、轻易地改变自身生存的环境,所以大部分人总是采取被动和消极的对抗策略。

  还有社会性压力,往往源于和外界环境的互动与适应性问题,越复杂的环境、需要面对的人群越多、彼此的等级差距越大,则压力也越大。

  在衡商公式里,压力主要指的是压力感受。因为对压力的感知,不同人有不同的感受,侧重性也有所不同,和其本身的需求、所具有的能力、兴趣爱好等都有关系。例如有些科技工作者,能够忍受巨大的生理性压力,即便生病、忍饥挨饿也能够继续坚持工作,以试图尽快地完成工作。但是他们可能对社会环境的压力更加敏感,也更难适应复杂的人际,接人待物、请客送礼、公众演讲等就会给他们极大的压力,这属于不可控制的那一部分,未知的可变因素会让他们感觉大脑如同缺氧般难受,他们更倾向于研究工作,以研究的快乐来抵消社交的不适感,外在表现就更显得木讷了。

  反之一些表演性的社会人士,他们可能面对大众口若悬河、侃侃而谈,面对一些社会不良现象也能坦然对待,很容易接受并顺应变化,但是对身体压力感受可能非常敏感,忍受不了枯燥的生活,有点儿小病小灾就紧张得不得了,对触犯自己利益的人更是大动干戈。

所以即便有相同的外界压力,但是每一个人的感受也是完全不同的,这与他们生活的环境、个人经历、需求重点以及习惯等都有关系。同时对外界压力的感受,也和压力发生的强度、数量以及顺序有关。

我们对小的压力都很容易采取忽视的态度,特别是持续不断的压力,就会变成一种常态,被大脑过滤屏蔽掉。忽视也会变成一种习惯,这就是为什么有些父母整天扎破耳朵地教育自己的孩子,孩子却充耳不闻,因为在他们心中,这种口头教育已经被屏蔽在大脑之外。但是巨大的压力很难被忽视,当压力增加到一定程度时,甚至会导致严重的后果,出现心理和生理双重功能的异常和紊乱,对外界的认知和反馈也会出现某种程度的障碍。

在正确认知的前提下,恶劣状态和极大压力,有助于提高对压力的耐受度,例如处理恶性交通事故的警察、法医、刑警、战士等等,都有这样一个成长的过程。但是还是会有部分人无法解脱,外在巨大的环境变化与压力,导致其心理坐标系的严重失衡,曾经的观念与认知完全被破除,例如从战场上回来的人罹患有战争后遗症,并深受其害。

压力的数量和发生的顺序,和压力的叠加有关,即无论压力有多少,发生的前后顺序是怎样的,是否叠加累积到引起不适感和产生相关反应才是关键。例如我们可以忍受饥饿,也可以忍受别人不公的指责,但是如果在身体不适的时候又同时遭受委屈,就可能放大这一心理状况,感觉难以承受。这种状况在学习和工作中很常见,例如许多孩子平时默默无言,即便不舒心不如意也很难有所表示,但是一旦成绩考砸,就有可能引发严重的后果,正是压力长期无法宣泄和不断累积所致。

对待压力,并非每一个人都想去超越,或者可以正确地处理,许多人既想获得成功,变成完美的自我,但是又不愿意承担成功以后随之而来的压力,例如更高的要求、更加完美的形象、更多需要做的事情,特别是那些自己不喜欢做的事情。现实中确实有这样的情况,就像是永远欠缺临门一脚,在关键的时刻采取逃避的措施,既不想失败,又不想成功,宁可不带上耀眼的光环,也不想暴露在人群中,成为众目睽睽的焦点。这种状况被称之为**"约拿情结"**,特指那些渴望成长又因为某些内在阻碍而害怕成长的人。

出现约拿情结也和环境有关,例如中国人崇尚谦虚、谨慎,不喜欢做出头鸟,更缺乏毛遂自荐的勇气,即便有自己的思路和想法,也不喜欢将之公布于众,正是担心自己成为大众焦点以后,会带来无穷的烦恼,而这些烦恼,又往往是自己不能应对和克服的。

成长和克服压力,是一个循序渐进的过程,它能够使我们不断地克服困难,不断地去探索和认知整个世界,不断地从学习中感受到超越自身的快乐,从而在克服困难的过程中,去寻找合适自己的方向,看看哪些才是自己所擅长的,最能够取得突破并获得最多的快乐。而有些压力我们则会躲避甚至是视而不见,例如不喜欢演讲的人就千方百计地逃避在公众面前抛头露面,而那些不善于研究的人也极其不喜欢承接繁复的实验性和重复性工作,这种倾向除了天赋的差距以外,和从小到大成长的经历,以及不断遇到的压力,以及挑战压力和超越压力的过程有关。

个人寻求自我突破较为困难,更多的是产生自我约束和规则,以顺应其外在的压力,这样才能够有所保障,让自己获得更多的快乐,也能够实现更多的愿望,而这种快乐和愿望,往往带有某种烙印。但是这种烙印是难以自知的,或许源于个人对自身认识的不足,也可能是其父母和家庭认识的不足,在这种约束下许多需求看似很合理,获得的快乐也很稳定。

但是当环境产生剧烈的变化而导致压力过大时,这种不稳定感就会被打破,有些人不得不采取更为严格的自我要求,甚至放弃自我。他们对自身能实现的愿望产生困惑,更对突破困境后的局面产生困惑。

当然并不是说没有压力就有好处,完全没有压力也是有害的。

压力是刺激神经发育的必要条件,其实身体的感官也是一种压力感受,例如视力是对外界光子压力的感受,触觉是对外界物品压强和温度的感受,当身体持续不能接收外界刺激的时候,并不能感觉到舒适,反而会导致相关器官的失灵。

心理上完全感受不到压力,就容易导致人的空虚感,感觉做什么事都没有挑战性,也没有什么意义,似乎一切都与自己产生隔阂,提不起情绪去做些什么,似乎失去了自我存在感。

持续不断的压力同样有害,能感受压力,正是因为无法解决或难以解决。从内在的角度来看,往往是资源不配合,不具有完成任务、解决问题的技能、知识、资金、人脉等等;从外在的角度来看,外在的压力源通常是无法控制的,例如我们很难去影响父母、领导、社会,甚至是规则、制度、权利。有些压力是天然形成的,例如父母的压力是血缘性的,其权威性是从出生就与生俱来的。而有些压力则是人为设定的,例如规则和制度,是一种外在的壁垒,是通过规则和制度将压力外泄的方式,而壁垒往往是不能从外部轻易打破的。

因而持续不断又无法控制的压力,特别是较强的压力,会让人感觉自身的需求无法实现,低估自己所拥有的资源,做出错误的判断和评估,就很容易让神经过度紧张,甚至导致崩溃。

所以我们需要将压力保持在一个合理的范围以内,如果压力过小,可以去想办法参加一些有益的活动,给自己增加挑战,而如果压力过大,则需要学会减压,让压力始终控制住合理的范围内。对那些实在无法解决的压力,坦诚地说出自己的感受,让别人帮助分担,或者干脆置之不理也是一种策略。总之,责任感越强、和我们利益关系程度越高,就越难以摆脱和避免。既然如此,压力不能减小,减小对压力的感受总是可以做到的,即心态问题也很关键。

关于心态问题是衡商公式中另外一个独立的参数,将在第 8 章进一步解析。

7.3 实现需求所具备的资源

人是社会的人,需要具备相关的能力才能够在社会上生存,需要各种各样的资源,这些资源或许是心理层面的,也可能是更加真实的需求,例如物质方面的和帮助获取物质的技能、知识和手段。

总体而言,获得心理层面的资源,侧重于合作;而获得物质层面的资源,侧重于竞争,所以不同的资源和需求的偏好,会产生不同的心理倾向。

我们所具备的资源和外界压力以及环境具有显著的关系。首先,能够获得并拥有什么样的资源,其深度和广度与我们生活工作的环境,以及要求的压力有关。比如许多家族都是传承式的，医生家族、艺术家族、经商家族、政治家族等等，父母辈会以传帮带的方式，潜移默化地对孩子的前途进行干涉，并将自己多年私藏的经验分享给孩子，从而能够让自己的孩子快速地进入壁垒范围内，共同分享利益。

对圈外人来说可能难得多，许多人发现，在某些领域中，需要排资论辈靠年限，在年轻时很难接触到一些核心内容，长期地被排挤在核心利益圈以外，顶多做一些跑跑腿的基础工作。熬一定年限，等到老一代退出以后，才能够轮到这些已经"打拼"十几年或是几十年的人，继续占据重要岗位，然后开始设置新的规则，以便形成属于自己的壁垒。壁垒多是一致对外和对下级的，周而复始，除非新人拥有某种资本，例如拥有背景人脉，或者本身拥有某种技术，才可能快速地打破戒备森严的壁垒，从而提前分享到相关利益。

所以许多家族提前就为自己的孩子铺垫好道路，即孩子所生长的环境，以及家庭对他的预期和给予的帮助、劝诫、规范和压力，一步步地吸收必要知识，获得相应的资源，并走向"成功"。

可是人也有个性，年轻人的特点就是单纯和明辨是非，他们喜欢直接而简单的快乐，难以承受复杂的情感，所以有时候会看不惯父母辈地一些做法，特别是有些父母辈的心理状态并不太好，即便有不菲的收入，有不错的社会地位和威望，但是却只能是一种外在伪装而已。

伪装是一种能力，用以应对外界的压力，但是一旦回到熟悉的环境，外界压力无法构成威胁的时候，就会放下伪装。许多人在外面表现地温文尔雅很风光，但是回到家以后却怨声载道疲惫不堪，有些人还会把外面受的委屈发泄到自己家人包括自己孩子的身上。人总是需要某种合理的宣泄渠道，但是在公共场合却很难找到这样的合理渠道，所以家庭就变成了释放的场所。孩子却不能感受到父母在外面受到的快乐、尊严和其他相关收益，只能感受到从事该行业的危险与惩罚，对孩子而言，他们是无法从中体会到快乐的，这就容易让孩子产生困惑和抗拒的心理，也就无法表现出从事相同行业的兴趣。

况且，壁垒往往是一系列风险和经验的总结，即在设置属于自己的壁垒时，需要小心地控制其范围，不能过分触及其他既得利益者、不能违背上级壁垒规则、不能轻易被竞争者攻克和模仿、与相关利益者的壁垒要彼此关联,以便共同享有更大的利益,这一切都是时间和经验的积累。但是有些人在悉心向自己孩子传授经验时,未能考虑孩子的心理承受能力和智力程度,过多、过细、过于复杂地描述只能让他们感到混乱、恐慌和无法控制,毕竟经验传授多是以失败教训为主。

所以许多人在早期的职业选择上和家庭发生剧烈的冲突和矛盾,或者愤而另择他业,或者虚与委蛇,等到成年以后慢慢转向到自己喜欢的行业中去,并没有按照父母的意愿和安排好的道路前进,这其实是一件值得深思的事情。

即便对普通人而言也是如此,如今的学业道路和职业道路,未成年人还是会遵循父母的意见,毕竟父母们多吃了几碗米,拥有更多的发言权。曾几何时,一家人干一个工种,在一家企业里工作,也是很常见的事情,只不过现代社会的变化,使这种可能性大大降低了而已。但是对有主见的、有自主选择能力的、更加成熟的人而言,则未必会听从父母的意见,时代的进步使一些经验失去效力。

同时我们所具备的资源也和需求有着直接的联系。我们所具备的资源与父母辈要求和生长环境直接的关系是外在的,与自身的兴趣爱好和需求相比,是内在的。

通常我们所学习和训练的,想要拥有的各种知识和技能,都是为了让自己更好的生活,当然也包括家人,如果符合自己和家人的意愿,能够获得相关的支持,则相应的需求也就能够得到更好的发展。

但有时候有些需求带有一定不可预测的状况,比如喜欢骑马、滑雪、帆船等具有一定危险性的运动,有些家庭会采取反对态度,而有些则能得到家庭的支持。

对大部分人而言其不可预测的情况仅仅是一种推测,例如有人想放弃眼前还算不错的工作去创业,而创业无疑是一种具有较高风险的需求,所以自己是否具备创业的条件,就不仅仅需要依靠自己的判断,往往还需要附加家人的判断,需要争取家人的支持和认可。越复杂的事情,越能够取得利益和成就的事情,所能接触到的壁垒就更多,也就越需要更加专业的知识和技能。作为当事者来说,可能会受到成功以后美好愿景的诱惑,低估自身缺点,高估自身的特长,而家人则有可能出于过分的担心,低估创业者的特长,高估其缺点和不足。

创业到底是预则立,不预则废,还是成功者多是莽撞的行动派,是很难评判的事情，但是唯有不断地磨炼创业所需的技能，才能够获得更多支持，并提高成功的概率。

太过单一的资源和需求也是有问题的，比如有人只看重钱、有人只看重权，或是太看重爱情、某种专有资源等。**人的需求和所具备的能力，应该维持一个合理的区间范围**，太过于依赖某一种资源，太想满足某一种需求，就容易给人留下一种病态的感觉，例如吝啬鬼。

吝啬鬼是专门针对金钱方面的需求，甚至不能称之为财富，因为拥有财富的意义在于可以轻易满足愿望和换取各类物资，但许多吝啬鬼眼中只剩下钱。

太过复杂的资源和需求同样存在问题，现代社会对我们要求更高，所以我们也顺应社会的环境与压力，延伸出太多的能力，搞得自己疲惫不堪，**大脑和身体有一定的生理极限，想掌控的越多，就越容易失控**，过分地顺应外界要求和压迫自己，只会更加容易导致心理出现问题。

我们所具备的资源和需求之间是相辅相成的，既是技能，也是所想要拥有的，付出的越多，理论上得到的回报越多，所以在衡商公式里把这两个参数共同放在了分子的位置上，而把压力感受和环境放在了相对应的分母位置上。

实现需求所具备的资源与被压抑的需求也有一定关系，不能满足的需求被压抑，但是不影响人们默默地做准备，逐渐地掌握相关资源，以便将其在合适的时机实现。但是如果被压抑的需求是那种难以被人理解的、不能公布于众的，则即便拥有了相关的资源，也同样无法公布于众，反而容易强化被压抑的需求，越拥有就越难以取得心理的平衡。所以同样的需求，关键看如何去运用，如果想利用权力、财富、技能等去达到不可见人的目的，即便获得相应资源，也不一定能解决需求，除非完全打破限制，例如战争或是动乱，就会使许多平时见不得人的行为大面积发生，有些人甚至不惜扩大混乱的规模，从而得到更多的快感。

对正常人而言，实现需求所具备的资源，可以分为精神方面的，其中也包含了基本的安全和生理方面的需求，例如亲情、爱情、友情、生存、安全、自由、兴趣爱好、健康、尊重、被认可、取得成就等。但需求也不宜分的太多太细，越多的相关系数，就越难控制，况且这种粗略的分类，也还包含有众多子项，以及因人而异不可预估的因素。

关于实现需求所具备的资源、压力和环境

实现需求所具备的资源还可以分为物质层面的,包括获取物质和保障生存的要素,例如权利、财富、人脉、知识、技能、职业等等。但也同样不适宜分得过细,以及不适合加入某些难以评估的参数,例如前面提到的壁垒,这是一种策略和规则,可以划分为权利,也可以划分为技能,固然它对我们的生活极其有帮助,可以更好地获得权利、财富,甚至是获得知识、技能和人脉,但是壁垒也会形成阻碍,使我们不敢轻易跨域自己苦心营造的势力范围,反而处处受到壁垒的干扰。所以壁垒的界限是虚拟的,但又涉及了利益,是真实存在的。

绝大多数时刻,我们会感觉自己并非独立的个体,而是受他人影响和摆布的棋子。

毫不奇怪,我们是家庭的一分子、家族的一分子、企业的一分子、社会的一分子,所以会每时每刻都受到当前团体中有影响力有权威人士的干扰。人具有极强的利己性,很容易把个人获得快乐和逃避惩罚的方法,凌驾转移到他人的身上,以实现他所认为的稳定感、安全感,乃至快感。

被影响的人,被干涉、剥夺、侵害的人,就更加容易失去资源、无法顺畅地实现愿望、更多的需求被压抑、更容易感受到环境的变化和压力。而这种影响,还显著的和年龄有关,所受的影响越早、范围越广、越深刻,对人的影响也越大,一些不好的历史经验沉淀在内心里,明显地阻碍了内心的平衡。

因而过去的经验和惯性不是衡商公式的一部分,而是内化在整体之中,时刻影响着每一时刻的思维和言行举止。成功的经验可以看做是资源的一部分,而失败又不能有所悟有所得的经验则可以看做是被压抑的部分。

对心理平衡而健康的人而言,容易放下心里的负担,能接纳自己,也能把团体看作为一体,一损俱损、一荣共荣,因而愿意承担责任,不把自己的不快与所得,强加于他人的身上。而有的人,仅把团体作为获利的工具,利用权势、壁垒等方法,促使和压迫他人而为自己谋利。

从心理投射的角度来说,当人们感受到内在的冲突、压力时,容易影射到他人的身上,并且按照一定的层级向下传递,而且内在冲突和压力越大,则攻击性越强。真正的问题在于,心理投射是无意识的行为,即整个过程很难被自我意识和知觉,仅能体会到一种发泄的舒适感,甚至是病态的快乐。

天使与魔鬼并存,当我们无法解析内心,又无法正确地看待外部压力,将一切都混淆在一起,感觉世界很混乱、很嘈杂、很难以理解的时候,遵循内心的选择有时候不一定是正确的,因为有可能我们所看到的世界是扭曲的,自然也难以建立起正确的内心平衡。

所以,我们在考虑实现需求所具备的资源、压力和环境问题的时候,会更多地受所生活环境的干扰,以他人的意志当成自己的意志,以他人的愿望当做自己的愿望,以他人获得快乐和逃避惩罚的方式轻易地移植过来,即便有时候明知是饮鸩止渴,却也无可奈何。

思考和破除樊篱是痛苦的,需要怀疑否定和自身和所生存的环境,需要质疑规则,重新审视自己所拥有的一切,所以就更容易倍感艰难。

心理问题并非无解,只不过是大脑的贪婪性,总是期望最快和最简单的获取答案,以实现最多和最直接的快乐,最急最轻易的逃离惩罚。如果不能一点一滴地去体验,不能深入了解内心快乐和恐慌的根源,人就容易迷失自己,人间就变成无尽的恐怖森林,人与人之间的竞争失去了合理性,变成"唯利是图的杀戮"。

8 衡商的加与减

本书酝酿了很久,如何形成一套相对完整的理论,又如何写得通俗易懂,这是一个难题。因此在本书创作过程中,对衡商公式做了多次的调整,尽量简化,这样才便于理解,并有实际的参照意义。

仅以理论的角度而言,衡商可以解释得很复杂,人之所以为人,有别于其他的动物,正是因为我们会思考,懂得为那些让自己感觉困惑的事情寻找答案,并且学习相关的知识、理论和技能,这是人类智力不断进化发展的前提条件之一。

但是无穷多的参数只能让人头疼,现代人时间紧迫,生活节奏很快,太复杂的内容就更容易形成干扰,越看越让读者感觉困惑,不得不扔掉书籍,去寻找更加简洁便利的娱乐活动,这才是符合大脑原则的行为方式啊。

作为一本心理学书,而非心灵鸡汤类文章,本书最大限度的进行简化,是符合奥卡姆剃刀原理的。

奥卡姆剃刀原理,又称奥卡姆剃刀定律,或是奥康的剃刀,这个原理的基本原则就是"如无必要,勿增实体",现代人就是太习惯采用加法来解决问题,所以世界才会变得如此复杂和繁琐。

衡商的目标,不是为读者添乱,也不是打算用一条简单的公式,几条简单的推理来解释世界上所有的事情。衡商如果能够帮助多数人、能够解决最基本的疑问就够了,世界无穷无尽,人际关系无穷无尽,我们的需求和选择也无穷无尽，只需要抓住最简单的规则，然后做好最有利于自己、最符合外界约束的决定就可以了。

为了简化衡商，舍弃掉许多参数，其中有一些一直没有正面提到的重要参数，例如心态。

8.1 关于心态问题

从衡商公式的本身来看，分子部分可以看作和信念有关，是正能量的部分，而分母则可以看做是一种执念，像是负能量的部分，而影响信念和执念的重要因素，就是心态。

心态源于认知，许多心理问题的发生，错误心态的形成，往往源于错误的认知。这种错误，可能会导致我们不珍惜自己所拥有的，怀疑自身的特长，慢慢形成惯性，不仅仅养成不好的心态，甚至会导致人格的转变。但良好的心态反过来会影响认知，世间不如意者十有八九，快速变革也会导致我们的认知产生偏差和错误，所以许多人内心平衡与否，取决因素并不是认知是否正确，而在于是否拥有健康积极的心态。

衡商的每一个参数，都和心态有关，但是如果在开始阶段加入心态或其他参数，就会让衡商变得极其复杂。但是心态又是一个不容回避的问题，人类之所以能够在漫长的黑夜里等到光明，能够于蛮蒙愚昧发展至今日的辉煌，能够忍受种种苦痛取得种种成就，都和心态脱离不了关系。

积极心态是心理需求较高层次以及学习层次进步的必要条件之一，它可以决定可实现需求和被压抑需求转化问题，也可以影响外界压力感受和对环境耐受的问题，在实现需求所具备资源方面，可以强化我们所拥有的，而弱化所缺失的。

反之悲观的心态，或许是成长过程中太多无法实现和被压抑的需求，或许是复杂环境和压力让人无法应对，即便我们付出努力，几经波折，依然无法令那些规则制定者感觉到满意，所以就退缩了，感觉无论再怎样努力也不会取得成绩，慢慢地形成一种思维定势，不喜欢，也无力去争取，慢慢的低估自己的能力，更多需求被深深地埋在心里。许多人都有悲观心态,哪怕是拼命想要得到的,却不会表露出来,甚至采取主动被忽视的策略,以求降低外界压力,以"不变"来应对外界环境的变化。

所以如果考虑心态问题,在衡商公式中会有举足轻重的地位,则衡商公式就应该变成为这个样子:

$$衡商 = \frac{（可实现需求 \times 实现需求所具备的资源）^{积极心态}}{（被压抑的需求 \times 外界压力感受 \times 环境）_{悲观心态}}$$

即心态对衡商的影响,是指数级别的,远超于其他参数,正是有积极的心态,才让我们把不可能变为可能,取得不断超越自我的成就;也只有悲观心态,才会让许多人如行尸走肉般一天混过一天,放弃需求、放弃自我,甚至自虐、自杀。

正常情况下心态是相对稳定的,同时积极心态和悲观心态大致是相反的,即,当积极心态越强,悲观心态越弱;反之,悲观心态越强,积极心态就越弱。

但是也存在两种心态共同作用的情况,例如在多重趋避冲突模式中,既有挑战自我、突破自我的美好预期和兴奋,同时又有怕失败的悲观心态,而且这种心态会随着外界环境和对自身认识的正确与否,发生着显著的改变,兴奋时兴奋莫名,沮丧时失落压抑,呈现不断变化的状况。

衡商兼有从长期看总体平衡状态,和从短期失衡中寻找原因的两种作用,所以如果从长期的角度来衡量,可以将积极心态或是悲观心态,看作一个常量;而在短期失衡原因的探寻中,心态则会显著地加剧衡商数值的变化,使各种参数产生明显的高估或低估现象。

心态还会受许多因素的干扰,再叠加相关因素,这就需要继续扩展衡商公式,其结果几乎是无限制和不可控制的。如身体的健康和生理感觉问题,会严重影响心态问题。当然这种影响通常是暂时性的,随着身体恢复健康以后,心理就会逐步得到恢复。

可是心理存在蝴蝶效应,一时的身体不适导致产生暂时性的消极和悲观,许多原本可以做好或是能够做得更好的,就没有达到自己预期的目的,进而怀疑自身的能力,并导致更多的错误。所以许多人经受一时的挫折和打击,就有可能导致长期错误的心态,慢慢变得消沉起来,可见其本身的心理平衡的长期稳定状况,即心理坐标系是否稳定是很重要的。

心态也可以影响健康,当积极争取,能够达成愿望,能够实现正向的需求,就会感觉身心愉悦,即便身体略有不适,也会很快好转。反之头昏脑涨四肢无力,头疼、胃疼、颈椎疼,各种各样的大小病状都会显现,这会加重悲观的心态。

因此如果把健康因素加入衡商公式,或许应该是如下这个样子:

$$衡商 = \frac{(可实现需求 \times 实现需求所具备的资源)^{积极心态 \times 良好健康感受}}{(被压抑的需求 \times 外界压力感受 \times 环境)^{悲观心态 \times 恶劣健康感受}}$$

所以积极心态和悲观心态如何运用,以及何时运用的问题,也是个仁者见仁智者见智的事情,仅从理论上来说,即便不将其纳入衡商的公式中,我们在做自我评测时,也总是会受到心态的影响,甚至会受到结果预期的影响。即我们想让自己衡商数值好看一点儿,以便证明自己还算正常的时候,或者当心情很不舒畅,感觉处处倒霉的时候,都会显著地影响某些因素的评估。

8.2 影响衡商的其他参数

下面拣选几个影响衡商的其他参数。

第3章说过大脑思维特性和惯性的问题,在此再稍稍加以阐释。

人类的心理是多变的,究其原因在于,大脑同时运算、调取记忆、推理、想象的能力其实非常有限,除了个别的天才以外,多数人只能一次思考一件事情,一件事情也只能思考几个细节。

如果用计算机来表述,可以说,大部分人类的大脑一次只能开启一个进程,而每个进程也只允许运行几个线程。

再借用生产加工的比喻来说明这一问题。人类的大脑像是一个工厂,工厂有不同的加工车间和库房,但是受限于大脑自身能源供应问题,并不能同时开工,只能一次开一个车间和与之相关联的库房,而不能同时开启多个,那样会造成明显的混乱。

大脑对外界的信息本着重要性优先、新奇性优先、时间性优先的原则进行筛选和处理,只有那些看似重要的、新奇的,能够带来明显快乐和惩罚的才会被优先处理,否则就会按照时间顺序,符合自己心意和要求的,就处理一下,不符合的就排除在外。这就好像心理学的**视网膜效应**一样,关注的事物才会被大脑接收并进行加工分析,再按照重要程度决定是否安排进仓库,对那些无关的、不重要的、就直接屏蔽掉,避免过度劳累。

以眼睛为例,有人测算人类眼睛分辨率如果换算成相机的感光元件,其像素有400万到十几亿几种说法,可实际上呢,进入眼帘并进行处理的信息,极少极少。就好像我们在看这段文字一样,如果真的用心在看,周围所有的信息都成为一种陪衬、背景和底噪,能分辨的不过是一行中的某几个文字而已,范围很小很小。

每个人大脑车间架构是不同的,有的大脑喜欢颜色,有的大脑喜欢声音,或者是图形、文字、数字、语言、运动,甚至是美食、服装、驾驶、游戏等等。大脑过于频繁地关注相关领域信息,所以加工该信息的车间也就特别发达,处理信息的效率特别高,好处是可以优先处理相关信息,缺点是其他的车间长期停工,所以效率就会大幅地下降,甚至是无法处理相关信息。这种特性构成了每一个人不同的喜好和倾向,而且某一方面越专一的人,在其他方面就可能越差。

故此,从遗忘的角度来看,只有不断重复的重要信息,才会变得越来越关键,偶尔一次的信息就很容易被忽视,除非这种信息足够强,例如一朝被蛇咬十年怕井绳,或是从未经历过的美妙感觉,例如难以忘记的初恋。

有些经历过的强烈刺激,是无法轻易遗忘的,相比较而言,大脑更容易记住那些遭受过惩罚的恶劣事件,特别是那些威胁到个人安危和生存的事故,大脑有可能会单独为它们开放一个"黑暗"车间和仓库,一旦有类似的遭遇,就会快速的启动,占据和剥夺其他车间的能量,从而使我们再次陷入到恶劣的心境,感受到恐慌,而无暇顾及其他。

不过幸运的是,大脑的遗忘能力也很强,所以许多时候这样的黑暗车间是闲置和封闭的,因为正常的大脑得把更多的能源用于当前最急迫的事情。

过于复杂的环境需要大脑频繁的开启不同的车间,这样会造成有些信息还未来得及处理完、还未曾入库就被忽视,所以许多繁忙而又缺乏时间管理技巧和计划的人,很容易丢三落四。

那些有计划、有条理的,并不一定大脑有多么非凡,可能仅仅是善于分辨事情的先后顺序和重要程度罢了。经过锻炼和职位较高的,可以开启多进程的模式。前者是利用某些工具,例如甘特图、矩阵图等等,将各种信息加以分类和控制,以求每次只明确地处理一部分信息,是一种借用计算机、纸和笔等工具来帮助大脑进行分析、优选重要信息的方法,这也是矢量思维所倡导的。后者则不同,是将工作安排分配给其他人,通过协调机制,有组织地解决和处理信息,所以管理者注重的是信息处理流程以及最终结果是否合理。即大脑省略事物处理过程中的冗余信息,而只关注明确的结果,故此可以掌控更多的事情。

可是对有些人而言,他们效率低下的原因并非源于大脑,而是无奈地处于最基础的层面,无论是谁的命令或是信息都不敢轻易忽视,疲于奔命也就在情理之中了。人和人之间的差距并没有那么巨大,没有人可以做到万能。所以当大脑被迫同时开启多个车间,做事就会鼠首两端,做任何的事情都难以善始善终,看似具有极低的成功预期和成功率。

通过对大脑功能的比喻和描述,可以看出,能够影响衡商的参数还是非常多的,粗略的可以分为:

(1) 外在的因素

A、正向的,对我们有帮助的:

关怀、鼓励、欣赏、喜欢、爱、认可、表扬、奖励、友情、亲情、辅导、照顾、榜样、帮助、正确的批评、指正、引导、正确的认知和评价……

B、负向的,没有帮助的:

挑剔、责备、挖苦、打骂、欺骗、宠溺、缺乏温暖与关爱的家庭……

(2) 内在的因素

A、正向的,积极的:

感情、理智、感恩、正直、自信、善良、诚实、正义、勇敢、勤劳、勤奋、慷慨、助人、谦虚、认真、果断、恒心、诚信、守时、修养、条理、坚强、乐观、通达、明理、好学、宽容、淡泊、节俭、自律、自控、自尊、努力、奋进、气度、责任、意志力、有目标、独立性、有理想,懂得爱、自制、自我约束、自我监督、自我完善、自我提高、建立自有原则……

B、负向的,消极的：

懒惰、自私、愤怒、空想、消极、抱怨、自负、傲慢、堕落、草率、多疑、犹豫、自闭、嫉妒、固执、失信、偏激、冲动、盲从、仇恨、嫉妒、奢侈、攀比、虚荣、拖延、自欺、肮脏、不信任、不舍得付出、没有目标、缺乏正确的自我认知和良好的生活习惯……

由此可见,**外在的因素多和环境以及外界压力有关,内在因素多和需求以及心态有关。**

正向的外在因素,像是一种外在动力和指引,可以提供支持、协助和快乐与获得,也呈现正相关的趋势,助益越多,获得的越多,快乐也越多。

负向的外在因素像是一种阻力和打击,极高的要求、恶劣的环境,各种权利和规则的设立,形成一种困境,只能给我们带来痛苦的体验。

正向的内在因素,像是一种内在动力和成长的需求,会有助于形成健康的观念、形成良好的习惯,在兴趣爱好、家庭职业,甚至在体貌特征和气质方面都会有所帮助,让我们变成更好的自己。也有助于开发自身相关的能力,如观察、分析、理解、思考、研究、计划、学习知识、技能技巧等等,有助于克制欲望,愿意通过付出而获得快乐。

负向的内在因素,是不受控制的欲望、不想付出就想获得的超量快乐,以及对压力的彻底逃避,似乎与其中任何一个词语沾边儿,都会严重影响我们的生活一样。实际上当然不会这么简单,可以说以上的种种细项,在成长过程中总会或多或少地遇到,只不过时间早晚、强度轻重而已。许多成功者也叙述年轻时走过的弯路,甚至一度有轻生的念头,既然我们生活在社会中,又怎么能够避免呢？

如果把衡商公式复杂化,把每一个参数解析开,就会遇到无穷无尽的分析,而且彼此关联,只能迷失在分析的过程中。毕竟,内在因素的形成,是长期演化形成的结果,很难短时间克服,而外界的负面因素,更是难以控制和改变的,除非发生某种重大的事件,否则大部分人还是倾向于按照原有模式继续生活。

想把衡商公式更加细致的解析,需要更具有条理性的分析方法,综合性的加以考量,再按照矢量思维的方法逐步明确相关因素。关于这一点,笔者已经做完初步的工作,请参看第九章的衡商核心解析 20 项。

8.3 简化的衡商

与减法相比,我们太喜欢做加法了。

发达的现代化文明社会以及丰富的物质生活提供了这样一个便利条件,没有的东西可以买,无论在哪里生产,甚至不需要考虑季节;旧的东西可以替换,而不需要修修补补;不会的知识和工作可以有人替代,即便是危险或是肮脏和辛苦,当我们有钱,一切都不再是问题。现代生活似乎不再需要克制自己的欲望,所有的想法都很容易实现,所以家中才会堆满各种各样的物品,用得着用不着的、看着舒服而不实用的、真正想要的或是只不过看到别人拥有自己不甘心落后的,这一切,都是加法。

加法搞得我们更加疲乏不堪,例如在过去当感觉身体和精神出现劳累时会选择安静地休息,但是现在变成了看会儿电视或电影休息一下、玩会游戏或手机休息一下、出去旅游或运动休息一下……吃穿用度都是这样,不再喜欢等待,不喜欢憧憬过程的那种美妙期待,简单地点点鼠标,世界各地的好东西就会在最短的时间来到面前,连整个物流系统都随之改变,慢的被淘汰掉,最快的才是生意最好的,而到手的物品往往不能物尽其用,或是远不到其设计使用年限,或是仅仅因为花色不顺眼,就丢进了角落甚至是垃圾箱。

无论是从行为还是心理方面,我们都在不断地压迫着自己,想要的更多,看似快乐越来越多,实际能感受到的快乐越来越少,程度也越来越低,或许这正是进步的代价。现代人脸上的笑容越来越少,甚至原本应该出现在孩子脸上的天真笑容也不太容易看到了。过去孩子们在操场上疯玩疯闹一天,体会如何遵守游戏规则、运用技巧以及依靠团队获得胜利。现在的孩子稍微长大一些,就依靠电脑、电视、手机来打发时间或是玩游戏。问题在于,这样的娱乐和游戏或许很刺激,但是也太容易获得,所以很容易产生兴趣的转移,不断地转换目标,希冀通过下一个节目或下一个游戏能给自己带来快乐,他们非常熟悉如何使用加法。

大概最纯真的笑容只有婴儿们吧,对于不同阶段的婴儿,可以设置不同的简化公式。

对初生婴儿,他们的衡商公式是这样的:

$$衡商 = 可实现的需求$$

婴儿极其简单,不满足他们就会用哭泣来抗议,不需要考虑自己的抗议是否会招致大人的不满,他们的行为和需求高度一致,所以需求被满足,内心就感觉到满足和快乐。

对稍微长大一些婴儿,他们的衡商公式是这样的:

$$衡商 = 可实现需求 \times 实现需求所具备的资源$$

对他们而言,拥有某些技能也能够获得赞许和表扬,更容易获得拥抱和奖赏,即便有时候会犯一点小错,但是很容易被原谅,而且他们这个时候的大脑还未完全发育,记不住太久和太复杂的事情,对外界的压力和环境变化,顶多是一种模糊的感受。

再大一些的孩子,已经能够承担一定的责任,可能会更多地感受到父母情绪的变化以及喜好与倾向,在生活上进行了更多的探索,开始明白环境的意义,有些小朋友表现出对复杂环境的不适应,当出现陌生人或者到陌生的地方时,就会感觉不安。这种不安在婴儿时期就有,但是那个时候父母会给予保护和包容,而这个时期则需要他们自己去面对,所以越复杂的环境,带来的压力也就越大。

$$衡商 = \frac{可实现需求 \times 实现需求所具备的资源}{外界压力感受 \times 环境}$$

长大后的孩子,其实已经出现一些被压抑的需求,但是这个时候往往不太明确,还搞不太清可实现需求与被压抑需求的关系,被压抑需求还处在一种萌芽的状态,这个时候犯错不再容易获得谅解,但是总体来说还有适应的空间和时间。在这一时期,家庭和环境的影响,对他们日后的成长非常重要。

少数孩子在幼年时期就有明显的被压抑需求,例如感受不到关心、呵护、赞扬,体会不到安全感,他们的衡商公式过早地转型为成人模式。

由以上公式可见,越简单的公式,就越轻松快乐;考虑的越多,和外界交互越多,制约快乐的因素也就越多。人与人之间存在多重的竞争与合作关系,而现代社会的合作通常是虚拟的,凭借的是规则、法律、程序,人与人之间的合作可以不见面,甚至不需要在一个区域或一个国家,我们可能需要面对广泛世界化的合作与竞争,需要考虑多元文化的适应与融合问题,简单的快乐,就更加难以获得了。

当我们只会做加法而不会做减法的时候,就很容易导致失衡了。

从理论上讲,我们应该尽量避免心理失衡的出现,虽然未必所有的长期失衡都会导致严重的心理疾病,例如抑郁和更高级别的精神分裂等,但是确实会影响到日常生活的方方面面。

大脑的特性还决定,当我们**只顾着抵抗自己内心压力的时候,就会放弃对外界的感知**,毕竟大脑的能力有限,我们一定会将主要的精力用于应付那些带来最沉重压力、可能会带来严重惩罚的事情。许多事情还带有相关性,例如我们要保住工作,即便不喜欢工作环境、讨厌上司、与同事间不能和谐相处等等,但是依然要保住职务和岗位,只有保住工作,才能够有相对稳定的收益,能够让家人生活地舒适一些,父母健康需要花钱、孩子教育需要花钱、家庭的日常吃喝拉撒都需要花钱,所以不允许自己任性。

当被压力紧逼的时候,就失去了与外界沟通的能力,忽视身边人的感受,破坏彼此的亲密关系。我们常常会发现这样一个情况,有些人工作很努力,辛苦地赚钱养家,但是和孩子之间却矛盾不断,夫妻间也不能很好地沟通,难以享受到努力付出后所换取的和谐与亲密的家庭关系,而且家人往往不认可自己的付出是值得的,似乎每个人都有自己的理由。生活的矛盾就是这样造成的,我们付出了,但是却得不到想要的回报,在理应最温暖的家庭里,却无法顺畅地表达自己的感受和想法,更得不到期望的回馈,整个人就变成了一台赚钱的机器,况且赚取的金额还不足以让自己与家人满意……

有些人会很苦闷,有时候会通过某些方式来减轻压力,但是对家庭的失望,使他们采取更加独立而自私的方式,例如泡吧、钓鱼、打球、逛街,罔顾家人的感受。对有些人而言,与家人一起,除了多花钱以外,根本得不到好处和认可,也体会不到温暖和快乐,所以就不愿意把自己的小快乐与之分享。

孤独是一种习惯,当全力应付外在压力的时候,就只能无奈地舍弃掉一些无法获得快乐,甚至是带来小痛苦的事情。不是不想做出反应,不是想陷入到一个孤独的世界里,而是没有精力和信心做出足够的反应。这种心态还加剧了外在的表现,例如过分地小心谨慎、自私、敏感,或者过于强势、易怒、表现出极强的攻击力。

从衡商公式的角度来看,失衡是极其容易发生的事情,除非减少相关参数,并始终将其控制在合理的范围内,但是控制的难度极大,否则也就不会出现这么多心理失衡的人了。

或许该向孩子们学习,学习他们的无忧无虑,或者说向我们的祖先学习,尽量回归到过去那种相对单一的生活工作环境,相对较少的人和事物,减少烦恼,适当地学会减法,可能会更加有助于保持心态的平衡。可惜从现代生活来看,似乎是绝无可能的,因而恰当的解决方案实际上只有两种,第一种是集中注意力,屏蔽干扰,即选择最为主要的事情而忽略无关紧要的。第二种是关于爱的,因为爱本身就可以看作是一种极致的平衡状态。

8.4 关于爱

引领笔者走进心理学领域的,是弗洛姆的《爱的艺术》,他让我们了解爱是一种能力而非愿望,是一种付出、行动、给予而非单纯的获得,也知道了爱并不单纯,包含了自私的因素。只是有人并不懂得,把苛求指责也当做一种爱的表示,就像电影《锁不住的青春》,英文名《The Virgin Suicides》又名《死亡日记》,导致自己四个女儿自杀的母亲,在最后依然在喃喃自语,"她们不知道我有多爱她……"

爱是一个很独特的因素,我们关注她、盼望她、讨论她,希望拥有但是又担心自己无法拥有。另外爱很广博,而并非一个狭隘的概念,在衡商公式里,在实现需求所具备资源部分,也将爱分为亲情、友情和爱情等,真实的爱更加广泛。

但是爱和心态一样,也不适宜将其纳入衡商的公式,因为爱与衡商公式中的五个参数都具有密切的关系,而且在未曾弄清楚什么是爱之前,也很难衡量爱到底对衡商数值产生多大的影响。

至少从参数的角度来看,爱可以影响全部,例如将被压抑需求转变为正向的可实现需求;让我们拥有更多更可靠的资源;减小外界的压力;拥有稳定的环境;甚至拥有稳定而积极的心态。同时我们在爱的名义下生活,言行举止和思维方式,都深受影响。

反之,爱也可以成为枷锁,如带来沉重的压力;环境变得复杂;渴望拥有更多的资源;而在能力不匹配的状况下,太多的需求无法得到满足,所以只能被压抑起来,爱让我们不敢接纳、不敢表达。

所以关于爱的公式有很多种,例如:

A、有益的爱:

$$衡商 = \frac{（可实现需求 \times 实现需求所具备的资源）^{积极心态}}{（被压抑的需求 \times 外界压力感受 \times 环境）_{悲观心态}} \times 爱$$

B、热恋式:

$$衡商 = \frac{（可实现需求 \times 实现需求所具备的资源）^{积极心态 \times 爱}}{被压抑的需求 \times 外界压力感受 \times 环境}$$

C、综合式:

$$衡商 = \left(\frac{（可实现需求 \times 实现需求所具备的资源）}{（被压抑的需求 \times 外界压力感受 \times 环境）}\right)^{爱}$$

爱是否能够正确的表达,与内心心理需求矢量是不是正向、坐标系是否稳固有很大的关系。例如吝啬的父母会培养出吝啬的孩子。对孩子而言,父母其实没有那么吝啬,而且父母的吝啬不过是想给予孩子更多更好的资源而已。但是这种言行会潜移默化地传递给孩子,使孩子产生一种只有财富才是人生快乐和幸福的可靠保障,即把一切都金钱化、价值化了。孩子长大后习惯处处衡量价值,而老年的父母失去了带来财富的价值,反而需要不断支出金钱以便换取健康、维持生命,因此吝啬的孩子们有可能弃父母于不顾,将拥有和保护住自己财富当做最大的快乐和逃避惩罚的手段。

理享认为：**爱是一种交互的稳定的环境,是期望未来可以共同努力并且获得更多利益的过程,暨付出的同时也希望付出得到回馈,爱的无私和自私其实很难分开。**

即爱是共建的,彼此间拥有共同的价值标准,愿意付出,共同建设,以便能够共同地抵御外界侵害、适应环境,能够更好地获得资源,以便实现美好的人生目标。

从这个角度来看,把爱仅仅理解为受内分泌影响的爱情就太过偏颇了。狂热的爱情很难长久,因为大脑有需求一旦被满足,其强度就会降低的特点。同时内分泌量在逐渐回落下降的过程中,还会伴随大脑适应性的提高,就好像醉酒一样,一开始一杯酒就醉,后来天天喝,到最后一瓶酒没有感觉,其实酒精对大脑的刺激强度是一致的,不同的是大脑的感受差异而已。

爱情是甜美而让人期待的,没有爱情的人生是不完整的,**或许爱情的开始是非理性的,但是爱情的延续,一定是理智的。**

爱情的双方原本来自两个不同的家庭,有着不同的价值观念,所以持续接触,会发现对方的许多优秀品质是热恋期间被叠加的美妙幻想和期望,实际并不那么完美,进而会因观念差异产生一些分歧甚至冲突,毕竟没有人能够保持完全一致的价值观念和认知标准。

当无法获取持续的快乐,因差距和分歧导致压力的增加,继续交往就会带来某种惩罚,例如对未来较差的预期、对性格不可调和的失望、双方生活环境的不可融合等等,实际是影响到个人的稳定性、幸福感预期、长久利益等问题,因而可能会做出分手的决定。当无法由爱情逐渐转向为更加持久和稳定的亲情之时,有些人不舍弃的原因可能是因为无力承担再次恋爱和步入婚姻所需要付出的时间成本、金钱成本。

对另外一部分人而言,他们缺乏内心稳定的天平,更看重机会成本,看重下一段感情,可惜重复的刺激必然被大脑认为是一种可以忽略的信息,所以单纯依靠刺激的爱情不会长久。

在一段爱情消退的过程中,他们无法衍生出稳定的亲情感受,就转而寻求新的刺激,只能通过不断寻求恋爱刺激来满足和体会到自我的存在感,所以会不断通过体验"征服——寻求刺激——刺激降低——抛弃——再次寻找征服目标"的过程,来获得快乐。因其缺乏责任感,也就缺乏相关的制约,所以并不担心陈世美这样的贬义评价所带来的惩罚。

单向的爱恋也是一种失衡的心理状态,单相思的人对结果预期和推断,缺乏反馈和修正,所以容易做有失常理的错误放大,不断累积的感情波动、不能得到预想的快乐,欲得而得不到的失落,只能造成内心的不稳定。

爱是广博的,应看作是一种共建共享和共赢共荣的关系,是彼此间内心平衡坐标系的认可,是以爱为联结纽带的积极过程,是具有多重的层次的。 爱让我们的世界更加的精彩,也是构成我们内心平衡的极其重要的部分,除了获得快乐以外,还让人更具有责任感,让人感觉自己的努力和付出有了更加明确的目标。所以为什么有的人相信目标、有明确的目标,而有的人则缺乏目标,或许从爱的角度可以加以解释。

缺乏爱的人,往往是被动式的,因为他们很难建立起付出和得到的关系,他们是以自我为中心的,以索取为原则的,所以总是感觉付出大于所得。想得到的多,实际得到的无论有多少,也满足不了他们的欲望,所以欲望转变成一种自我压力而非前进的动力。

在家庭中的每一个人都具有独立的自我。这种爱是自知和自治的,只有知道和了解内心的恐慌和匮乏,才能更好地面对生活并且关爱家人。**缺乏爱的人就像一个乞丐,爱是他手里的一袋粮食,既不舍得与人分享,又不舍得播种下去,到头来只能坐吃山空一无所有。**

许多人,缺乏相应的家庭观念、责任观念,长期褊狭的教育造成了他们完全的自我为中心,目标设定也是以自我个人利益为出发点,因而学习也缺乏动力,工作也缺乏激情,办事缺乏责任,感觉自己受累不值得,逃避责任与获得快乐形成了矛盾的对立面。对这种自私的人而言,即使是爱情也难以让他们得到太多的快乐,虽然爱情有强烈的预期和推动力量,但是过于的自我中心,会使人丧失对爱与温暖的感受能力和珍惜的态度。对其伴侣而言,爱,不再是两个人的共同努力和付出,而变成了一个人的独立支撑,自私的伴侣收紧关闭了心扉,难与其进行沟通,也失去了向好的方向前进的期待,所以感受更加寒冷。

至于对孩子的爱,那种以爱为借口的压迫,所谓的爱之深责之切,不一定是单纯的爱,反而更像是一种借口,其本质更像是一种自私,即把自己的不快乐、郁闷、压力、恐慌传递转移给孩子,以自身的坐标系来干涉甚至替代孩子的坐标系,强行使其符合自己的需求与心意。孩子自行其是自作主张,只会加重父母的压力感受与环境变化,孩子的表现也无法成为其可实现的需求,故而产生心理失衡,此时凭借权威来强加到孩子的身上,力图扭转孩子言行。

对孩子的爱还有溺爱,溺爱确实是一种爱,但是却无法收获甜美的果实。在溺爱中长大的孩子,从表层来看似乎很容易满足需求,也拥有很多的资源,但是太过于依赖父母,一旦父母离开,就会让他们产生恐慌。从生命的角度,父母总会离开孩子,从社会的角度,父母也不可能永远陪伴在身边,所以深受溺爱的孩子或许只能用更加激进的方法来保障安全感,以更多的眼前快乐,来抵御未来失去的恐慌。

因而在溺爱中长大的孩子,无法确定自己所拥有的资源,也难以认清什么是真正的、可实现的需求,毕竟父母不可能替代一切,所以越长大越退缩,慢慢地把内心积压的焦虑和怒火转移发泄到父母的身上。

所以爱需要正确的付出,而不能不考虑接受爱的人的接受程度。一旦超出必要的范围,不加分别地给予,就像是坐标系的替代,被爱的人反而失去了自我。

不同的人对爱的理解和接纳态度是不同的,有的人不断奢求和索取,而有的人则采取回避态度。有的人不敢接受爱,不愿意接受他人的付出、支持和帮助,或许是一种自卑情绪作怪,从衡商的角度来看,可以看作是对自己拥有资源的不确定、不自信,即无法对接收到的爱进行合理的反馈,产生一种无以回报的恐慌。这种恐慌会随着接受帮助的增多而增大,产生更多无力回馈的痛苦,特别在公众环境中,接受帮助还叠加了被关注的压力,会感受到自身缺陷和不足被公开的痛苦,因此不得不拒绝帮助,甚至在他人善意提供帮助时勃然大怒,断然否认和拒绝,可以看做是一种自我保护以及逃避惩罚的错误举措。

对愿意付出和努力帮助别人的人来说,付出是对自身资源的确认,即我们拥有某种知识、技能、财富等资源,才能付出并得到认可。在付出的同时,其行为有助于改善环境,人与人之间变得更加友善和谐,由我认为自己能,到别人认可我能,再到我确认我能,产生我更愿意付出这样的良性循环。

但有时候这种良性循环是虚假的、错误的,即在缺乏正确的反馈和自我认知的情况下,背离了助人的初衷。例如被帮助的人用虚假的奉承、吹捧等手段希望获得更多,自身对自己所拥有的资源无法准确的评估,或者是过于偏重于某一需求,比如好面子等原因,就会超出实际能力,越付出越疲惫、越困惑,甚至无谓地消耗个人资源,挤占了个人达成需求的可能性,进而产生焦虑和痛苦,失去自我。

有回报期望的付出容易遭受挫折,对回报的期望越高,就越不是爱,此时的行为和思维模式就变成了某种强求,带有自我为中心的单向期许,会因无法得到回报而产生失落。

真正的爱是体认和包容的,任何人都无法脱离获得快乐与逃避惩罚的法则,正确的爱,能够让我们在付出的时候,感受到多重的收益,为了快乐不辞辛劳,不避压力和惩罚,不断地超越自己。

爱是相互的,是通过共同的努力来获得更多快乐的叠加过程,所以两个人的爱情是平方,而以家庭为单位的爱,则是立方,彼此间付出的越多,收益就越大。

同时,**爱也是最为符合四个基本自然法则,能够用最小的付出获得最大的收益**;能够在承担义务的时候获得最多的快乐;共同构建的关系让我们得到了能力的延伸,对方拥有的即也是自己拥有的,极大地降低了学习新技能和面对陌生环境的脑力消耗;同时也更容易摆脱和逃避各种惩罚,爱让基础更加稳固。这一切,都源于爱。

只有爱能够产生爱,能够引导爱,能够产生与爱相关的动力、动机、责任与义务,爱是人类最伟大的情怀,也是我们个人乃至社会发展的基石。

如果以这样的角度来看衡商,似乎所有的困难都可以克服,都可以达成内心的圆满,所以如果把爱纳入衡商公式,就如同将积极心态纳入公式一样,会对结果造成巨大的影响。

爱和积极心态一致,我们总是在一个相对稳定的环境中生存,所拥有的爱和心态也相对稳定,所以爱和积极心态是一种指引,而非参数。只有我们感觉不足,希望获取时,爱才可以当做参数的一部分,即爱既是目标又是动力。

关于爱情的问题,理享另有著述文章,对爱加以阐释和说明。感兴趣的读者还可以了解理享撰写的《心理起源探秘——原生心理学》,里面有对爱情和家庭关系的理解。

9 衡商的调节

衡商的调节主要注重自我调节,其次是顺应外界环境,以达到内外统一、协调一致的目标。

这种模式是和人类思维特点有关的。大脑很容易产生波动,无论是需求,还是对自身拥有资源的认知,以及对环境和压力的感受,时刻都可能存在变化,在无法认清自身的前提下盲目顺应环境,看似一时逃避了压力和惩罚,也能够获得些许的快乐,但是却不能解决实际的问题。

因此自我调节的基础是正确的自我认知,即首先要弄清自己想要什么,能做什么,知道如何妥善的处理自己的需求,将能实现的实施展现,对不能实现的做更加准确的分析和判断,避免将其作为不合理需求,压抑到潜意识当中。在此基础上,才能更好地顺应外界环境,否则就会一直被推着走,失去自我,不断压抑、克制、迎合,变成处处充满矛盾、失去自我的失衡者。

衡商的调节到底是难还是容易其实不好判断,说难是因为我们有太多心理需求、环境太过复杂,任一因素的变化都将导致彼此关联的参数产生变化。若无力解决问题,大脑就会以幻想的方式来让自己感觉逃避了惩罚,并得到了快乐和满足。所以自我平衡的调节是一种长期性修炼,慢慢地感受真实的生活和自我、拥有稳定的心态,就不容易受外界杂乱信息和内心不真实欲望的干扰。

说容易其实也容易,心理有易受干扰的特点,也有容易遗忘的特点,许多人可能因为发生点小摩擦、小挫折就感觉心境很差,甚至勾起许多陈年旧账,导致一时的心理失衡；但是也很容易在下一秒遇到某种机遇、获得某种利益，就喜形于色雀跃不已，所以平衡有难易之别和真假之分。

真平衡是很难达到的，比如虔诚的宗教信奉者或是真正的科技研究者，他们有明确的理念和追求。前者是以坚定的宗教信念来抵御外界的干扰，放弃种种不合理需求，并且处处约束自身的行为，以符合相关教宗规定，环境也相对单一，因而辱而难移其心、荣而难改其志；而后者则以突破科研目标实现自我超越来抵御外界干扰，放弃种种不合理需求，努力完善满足需求的资源，环境也相对单一，因而能够做出成绩、实现自我的超越，实现长期而稳定的平衡状态。

假平衡更加真实而易得，许多时候我们并不一定要达到一种真实而长久的平衡状态，只要眼前感觉快乐、不会继续受到惩罚就可以了。所以现实的种种消费、娱乐、休闲等等全都是为了可以快速地达到虚假平衡的状态，呈现一种眼前过得还不错的感觉。我们总是被牵着鼻子向前走，需求叠加了快感和诱惑，被放大了，变成了欲望，得到的同时也产生更多更高的要求。

正所谓有求嗟苦，无欲则刚。

失衡一般来说总是与需求相关，所以调节也应先由需求入手，而非贸然地去改变环境、去与那些给我们施加压力的人对抗。

无欲则刚是一种有策略的应变，而非犬儒主义或是自我封闭的做法。在职场中有一个**蘑菇效应**，指在未成功之前不被关注的状态，被认为是一种磨炼和等待，考验的是人的意志力与耐力。与成功前蘑菇效应相比较，失败后对意志力与耐力的考验姑且可以称之为**肺鱼效应**。

肺鱼是一种奇特的鱼，它会在最酷热干燥的夏季采取夏眠的措施，躲进深深的河床泥土中，停止摄食并使身体器官的能量消耗降到最低，有些品种的肺鱼可以在泥土中生活三到五年之久。直到雨季来临，当河床重新注满水，它们又复苏钻出泥土，恢复正常的生活。

肺鱼在休眠时没有放弃对外界环境的感受，而是在极其恶劣的环境中维持自身生存的活力，当环境适宜的时候，就恢复正常，这是值得我们深思的事情。受大脑思维惯性的影响，许多人失衡以后难以调试自己的内心，放不下那些被压抑的需求，又无力或者不愿意付出艰辛的努力去磨炼那些实现需求所具备的资源,故此不断的消沉,造成越脱离社会就越难以适应和回到社会中的状况。所以肺鱼效应的现实意义在于:人生在世难免遇到挫折,总会有不如意、不顺心的时刻,保持自己的本心,暂时降低那些眼前无法实现的需求,让自己内心平衡,才更容易渡过难关。

思路很重要,如何看待问题,决定了选择什么样的态度和出路。在本书前八章,都是对衡商的解析,其实解析的过程,也是梳理和调节的过程。本书是心理学著作,以层层递进的方式,来为论点提供证据,同时也是帮助读者分析和理清思路的过程。

或许每一个人都会有每一个人不同的衡商公式,几乎每一个参数,都会因个人原因而有所不同,个人的侧重和倾向也不相同,在不同需求和不同心态、不同环境中,其选择也不相同,唯一不变的只有四个基本自然法则、大脑的思维模式。所以在进行思索和调节时,需要善于权衡,借用矢量思维的模式删减造成干扰和困惑的因素,保留最为关键、最能带来快乐和长期影响的要素,以避免越看越学越混乱的状况。

9.1 思维失控

混乱,极其难免,在人生的某一个阶段或是某一个时期,总会出现暂时性的心理失衡状况,但是部分人却失去了自我调整的能力,慢慢的失控了。

失控一般也需要经历一个过程,许多人的失控,是过度的将精力投入到空想中。

对有具体事物的人而言,不断地思考是一个梳理和总结的过程,会在思考的过程中不断地出现新的主意,彼此间还能够相互参照与佐证,所以思考是一种快乐的创意过程和解惑过程,是对身心有利的。

但是反过来,假如纠结于一些不能实现、不能有结论的想法,大脑就会因过载而感觉到疲惫。我们常常会陷入某种纠结之中,有些想法还存在着看似可以实现和成功的可能,所以**大脑被虚假幻想的欢乐所驱动着,一刻不停地继续劳碌,继而产生更多的幻想。**时间一长,就难免会出现难以稳定的状况,太多的想法彼此纠缠,有太多的可能性,事情越来越复杂,大脑会受困于这种非理性的思维模式,慢慢地产生疲劳和情绪低落,往复循环,逐渐失控,甚至生活中的一点点小事也会想个不停,明知道自己不应该去想,但是理性的部分已经被压抑,所以就控制不住自己的思路,感觉不到真实的自己。

空想会使人变得身体脆弱和紧张,处理事物的效率会下降,接受事物的能力也会降低,所以就更加不愿意去承担责任,慢慢地变成逃避,继而用掩饰的方法来伪装自己,使自己看似正常,但是又知道自己不正常。

神经的脆弱、身体的疲惫,生活的低满意度和低成功率,让我们更难感觉到快乐,所以唯有幻想才能够带来点滴的欢欣,也就愈加沉迷于幻想,丧失了生活的快乐与基础。最终不仅仅是他人,连自己也无法面对和接受自己,不喜欢照镜子,因为不愿意看到自己消沉而犹豫的面孔,世界与天空是灰色的,所有的快乐和幸福都是别人的,痛苦、压力、不满和委屈,无法宣泄和排解。此时如果有毒品或者酒精的引诱,就容易轻易地被征服,内源性的快乐和外源性的快乐已然丧失,只好依靠某些能够直接作用于神经的物品来麻醉自己了。

当大脑思维进入一种死循环的状态时,实际上劝说很难起作用,有些人天真地认为让那些颓废的人看看励志书、励志电影、成功案例就能使他们得到改善,如果这样能有效果,就不会出现颓废的状况了。此时最主要的不是增加思考,不需要给他们树立榜样,而是**首先通过减法来减少思考,由死循环变为一个开环的结构,去感受和接触新鲜的事物**。例如参加体育锻炼就是一种不错的方法,身体上的压力有助于打断大脑无谓的思考,通过运动所产生的疲劳和压力,促使大脑恢复正常。毕竟大脑的发育结构,是在身体劳作的基础上发展而来的,并非是一个独立存在的机构,即运动和劳动才是促使大脑进化的根本。

大脑是用于思考的器官,但是其本来的目的不仅仅是为了思考。大脑应该服务于躯体,而非驱使躯体,将躯体作为工具,来满足各种欲求。

恰当的释放自己也是不错的想法,例如找个没人的地方,想哭就哭出来,想喊就大声喊出来。找朋友聊聊天也不错,不过现代社会大家身上的负能量都比较强,除非和拥有正能量的朋友聊天,或者找那些真正能够体会自己心情、能够帮助自己解析问题的朋友,否则有时候找朋友聊天不一定能解决问题,反而更加添堵。

不要去默默的控制自己的悲伤,即不要仅凭大脑本身来抑制大脑,我们越想控

制自己的思维,就越不容易控制,因为会越想越多。要尝试把自己心中所想的东西变成现实,如果会画画,就把心中想到的各种可能画出来,如果会写,就写出来。如果不会画也不会写,那就用录音机或者手机录下来,录像也可以,把镜头当做一个知心的朋友,不怕说不好,不怕语无伦次,重要的是,通过倾诉来理顺思路,并且在后期复听的时候,还可以进一步反思自己想法的谬误之处。

9.2 心理平衡的核心解析和调节方法

心理平衡的调节需要一定的方法和步骤。看过心理学书籍的人都知道,有太多此类的文章,告诉我们该如何去做,但是大多隔靴搔痒,不解决实际问题,这是为什么呢?

原因大致有三个:

(1) 一次性做的太多

许多书籍不讲原理,只讲方法和提供案例,以全面而著称,但是对于心理失衡者而言,过多的名言警句、过多的成功故事,只会让人感觉沮丧,感觉自己距离完美太过遥远,更加丧失勇气和信心。有目标有指引固然是好事,但是多数情况下,树立榜样只不过是平添压力而已,并不能真正起到感召作用。

(2) 不能真正地认识自己,过度关注缺点而没有发掘自己的优点

平衡的达成在很大程度上需要认识自己,人具有多种多样的能力,没有必要每一个人都是音乐家、体育冠军、记忆大师、管理天才、金融高手、演讲强人、超级学霸。以地域和人脉两个角度来看,我们接触的人和事物,总是有限的,所以只需要做到比周围人好一点就可以了。况且失之东隅,收之桑榆,如果总以自己的短处来和他人衡量,不免会感觉处处不如人,高手太多,总有比我们强的人。所以快乐的人是关注木桶长板,甚至"盲目乐观";而悲观的人关注木桶短板,习惯以己之短去对比他人之长,当然永无快乐之感。

有时候生活中需要点阿Q精神,懂得利用田忌赛马的道理,每个人都有每个人的长处,即便在同一个领域,也有占优势的小技巧、小秘诀,所以只有关注自己所拥有的,并将其发挥,才会容易表现地更加出色。

（3）没有给自己设置阶段性目标框架

任何的心理调整，以及如何认清自身的过程，都是渐进式的、缓慢的，性格和习惯是在漫长的成长过程中逐渐形成的，而非一蹴而就，因此认清和改善自身，也需要一个相对漫长的过程。有时候我们一直对现状不满，一直急于改变，但是所谓积习难改，沉积下来的种种言行，绝非一朝一夕仅凭借外界的几句话、几个观念、几次对话和几本书籍就能解决的。如果这样就可以轻易地改变一个人，那么心理学也就不会如此的复杂，一切都会变得简单得多。理享常和朋友们开玩笑，如果道理讲得通，就不需要心理学了，一个"中小学生守则"就足矣。

衡商不能帮助我们直接解决某些令人感觉烦恼的人或者事情，也不能立刻改变某些人和某些事，只会通过逐步的分析，帮助我们梳理心灵，了解自己的需求是否合理；是否应该控制在一个合理的范围内；所拥有的资源和能力是否能够配合需求；是否能够与外界的压力和环境相融，既不会感觉压力过大，也不会感觉压力过小。

是的，衡商可以控制自己的感觉，包括自己的言行、思维，乃至人生，我们不再是某个人的附庸，也不是累赘或是不必要的人，当然也不是赚钱和工作的工具或是机器，我就是我。

所以我们不能一次性把脚步迈得过大，过大的目标只能形成新的压力。既然已经失衡，就代表着会面临着较大的压力，就不要再在现有的压力上增加什么，而是学会如何减少。

最佳的方式是为自己设置阶段性的目标框架，不要求一次性做好，只需要一步一步逐步的改善，当积累了一定的变量，以新的良好习惯代替旧有习惯时，自然会迈的脚步大一些，更有信心和力量去争取的更多。

心理的自我调试方式有很多种，相信每一个人都有各自的倾向，下面理享仅列出两种调节方法，各位读者可以根据自己的需求来选择或加以改善调整。

9.2.1 衡商核心解析20项

我们很多心理问题在于，各种信息都是模糊的，不能判断其优劣，从而造成困扰，或许可以运用矢量思维的方法，来明确每一个参数以及相关组成的部分。

笔者经过思考，认为可以将五个参数解析为20个项目，而每一个项目又可以根据实际情况进行分解，共计 80 个子项，如下图所示。

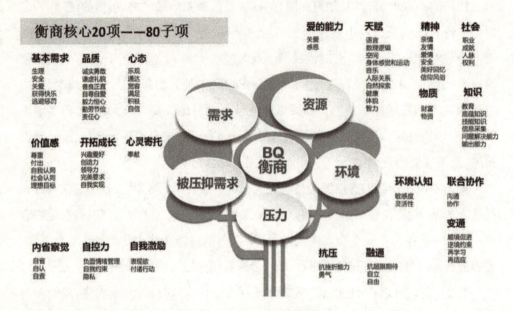

衡商的核心 20 项，在实际运用时，可以按照被压抑需求——外在压力感受——环境复杂状况——实现需求所具备的资源——可实现需求，这样一个次序进行。

关于衡商核心 20 项以及 80 子项的详细解析，正在撰写相关著作，以便做全面和详细的介绍。

9.2.2 衡商的十步调节方法

（1）明确需求

需求在衡商公式里是第一个因素，也是唯一同时出现在分子和分母中的因素。人类若无需求，就不会进步，但是需求过多也是造成心理问题的罪魁祸首，所以第一步就是明确需求。

但是明确需求何其难也，在纷杂紊乱的思绪中理清需求，本身就是件看似不可能的事情，毕竟，我们如果能够看清自己的需求，就不会心理失衡。

所以在明确需求时，不要仅仅依靠想，而是要采取罗列和对比的方式，可以利用下面简单的表格来进行对比。

分组	可实现的需求 & 被压抑的需求	实现需求所需要具备的资源	压力	环境	感想

在表格里，分组主要用于趋避冲突的对比，多重趋避冲突可能会占据三个格甚至是更多。但受时间、精力、资金等方面的影响，几乎没有什么需求是独立存在的，因而冲突总是存在。

不切合实际的需求、不具备的资源都会给我们带来压力，所以记录也是一种分析压力并破除压力的方法。

感想只是一种记录，无论是横向的还是纵向的，真诚的表达记录出来，而非只停留在脑海中。要减少仅仅在大脑中进行思考的习惯，如果能够把思路和想法写出来、画出来、说给他人听，才是有可能实现的，如果连写都写不出来，那只能证明我们的混乱和矛盾是不可抵消的，该放弃的就要有智慧的放弃。

另外这一表格可以无限扩展，有多少需求就记录多少，表格空间尺寸不够还可以自己创造表格，以便更好地加以优劣分析，不受局限，只要自己能够看清看懂就行。

上述方法不一定要马上解决，这只是梳理的第一步，最好记录下日期，以便于日后反思和对比。

（2）自我观察

我们每时每刻都在观察自己，因为每一个言行都会屈从于自己内心的欲望，并按照某种既定的言行方式来运作，但是这肯定是不够的，否则也就不会出现心理失衡的状况。

所以在搞不清需求时，先进行自我观察，运用四个基本自然法则和矢量思维的心理需求细分方法，慢慢观察自己思维的来龙去脉和细节，如果可能的话，尽量去记录，而非把这些想法统统装入已经疲惫不堪的大脑中。

通过内省式的自我观察,来看看自己的日常言行、爱好趋向、如何与他人接触、为人处世的原则、他人对自己的评价,以及自己真实的需求等等。

只有通过自我观察,才会慢慢地熟悉和认知自己心理的发生过程与倾向,分析每一个行为、思路、决定所包含的冲突所在,从而有助于我们抓住根本性的问题。如果没有自我观察和记录,就缺乏行动力,因而也就容易陷入空想。

(3) 减少而非增加

自我观察的目的是为了减少而非增加,不要因自我观察而搞得脑海一片混乱。贪婪的人生永远得不到满足,社会是一个不断增加、不断强化的社会,所以许多人习惯遇到问题时,采取加法,甚至是乘法、乘方、次方,以求最快最好的解决问题,这影响了每一个人。要想获得心理的平衡,就要考虑自己所拥有的资源和更多的可能性,避免以弱项来衡量整体水平。

首先逐步减少各种各样的干扰;减少自己所接触的复杂环境;分清到底哪些需求才是真实的、能够实现的,以及资源能够与之配合实现的。放弃那些收益不确定、只能给个人带来快乐,而将责任推卸给家人的事情。

在这一环节可以把第一步里记录下来的需求排序并逐步排除。只有减少才能增加,当我们想去完成一些梦想和愿望时,必然会存在时间、资金、能力等方面的欠缺,只有集中优势资源,才有可能更好地去实现需求。

(4) 减少依赖

减少的下一个层次是减少依赖,许多人只有去除依赖性,才能发现自己还拥有优点。

人生是一个由依赖逐渐转变为独立自主的过程,在未能学会独立自主之前,先要逐步地减少依赖。

我们从小就有依赖性,从懵懂的幼儿依赖父母,到学校里依赖老师学习知识,再到社会上依赖朋友,在职场上依赖领导,总是盼望着有无数现成的知识和经验等着我们去学习和探索。但是随着成长与成熟,我们终究会发现,曾经可以依赖的都慢慢地变得不能依赖了,父母的经验可能不再适应新的社会环境,学校的学习内容太过死板,同事间会随着成长与竞争的加剧,彼此的关系不再亲密,连伙伴们都会各奔前程,都有着各自不同的爱好与兴趣,再聚首时,顺畅的沟通已成奢望,那么,我们到底该依赖谁呢?

况且我们还会成家立业,并有可能成为别人的上司和领导,由原来接受命令转变为发布命令,一言一行不再是一个人的事情,而是要承担更多的责任,这着实让许多人感觉到恐慌。

当我们不能再向外人诉说和展示自己的软弱时,不再有坚强的臂膀可以依靠时,学会独立,减少依赖就是必然的了。

依赖是由他人做决定和代劳的,而减少依赖,则由这种消极心态逐渐转变为开放的合作心态。没有人可以单打独斗的获得成功,协商、讨论、吸取优秀和正确的建议,让每一个人都参与其中,变为互动互赢,而非变成权利超人和自大狂。

(5)找到自己喜欢的事情

大部分的人在学习的第三或者第四层次就会止步不前,缺乏某些兴趣、爱好、特长,并将其当做自己的避风港。这种兴趣、爱好、特长与职业无关,和学校教育更没有关系。

兴趣、爱好、特长,是一种遇到挫折时,不再局限于自己的推理和想象,而是能够动手操作、运用大脑其他的区域,来实施逃避压力和获取快乐的有效方法,即主动的打断不愉快的感受,从而可以抵消负面和消极的情绪,能够转化思路来应对压力。

有些人想放下,但是却找不到能带来快乐,抵消心中不快的事情,所以只能采用临时性和刺激性的行为。但是临时性和刺激性的行为所获得的快乐不仅短暂片面,而且还是外源性的,即这种刺激和快乐是自己无法把握的,故而快乐结束后,就会感觉更深的悲哀和无奈。

地球离了谁都能转,所有的事情都存在转机,有很多事情过后来看其实也没有什么大不了的,所以放一放,并找到能让自己感觉舒适、放松、有成就感的事情来填充这一空窗时期,而非陷入无穷无尽的想象、推理、猜测,才是真正有帮助的做法。

(6)强化优势能力和资源,树立信心

借助兴趣和爱好不是逃避,而是积极地采取应对措施,但是对大多数人而言,兴趣和爱好仅能帮助我们改善心态,真正解决问题的,还是需要发挥自己的优势能力。

弗洛伊德有一个很精辟的分析，大意是说，对别人的极力贬低及人身攻击，源自于这个人心理上的极度自卑。姑且不讨论这句话的对与错，但是自卑确实是大部分人都存在的一种心态，特别是那些心理失衡的人就更是如此。自卑是成长过程中遭受挫折的遗存与累积，是一种认为自身能力或者生存环境、天赋、资源不如别人的失望与自我轻视，是一种错误的自我评价和与参照标准扩大化的评价差异。

每个人都希望人无我有，人有我优，可惜在统一教育的模式下，在竞争激烈的社会里，能够保住自己处于中游的水平就不易了，所以缺点和不足肯定是客观存在的因素。而且在成年之前，我们一直依赖于他人，许多未曾完成、不断被压制的欲望，以及可能遭遇到的不公平和不合理待遇，都会造成自卑，导致我们无法确认自己所掌握资源的真实性。这种恐慌因个人情况、家庭的成长环境以及个人成长的际遇不同而有所不同，各有其倾向和偏好。比如有人注重权利、金钱，有人看重爱情或者自由等等。但是在无法掌握更高资源和无法满足更多需求时，例如有人不满足于眼前的职务或者财富，希望获取更多，在与更高层次的人，即更有权势和更富有的人交往时，就会有明显的自卑情绪。

有时候我们感觉恐慌，除了看不清所拥有的资源，还源于即便拥有资源，也不知道该如何运用，出现坐拥金山，却忍饥挨饿的情况。人类社会是个交互和相互协作的社会，一定有某种技能或是某种资源，是别人没有甚至急迫需求的，大部分人只需要寻找到自己的优势，并通过努力不断地去强化它，然后就有可能树立信心，开拓新的人生。

（7）承认并接纳自己，做自己的主人

我们不但有自卑的情绪，还不敢接纳自己，不肯做自己的主人。

作为群居性动物，具有明显的从众心理也很正常，倾向于将自己融入群体当中，才会感觉到心安。不过我们一旦想到要抛头露面，需要做出决定并承担后果时，心理就会存在巨大的压力，害怕自己做出错误决定导致严重的后果，错误的高估失败所带来的伤害。

我们怕被孤立、怕被嘲笑，其实现实生活中很少有人关注别人的失败和成功，而更关注的是自身。对他人的成败,顶多以玩笑的口吻表达一下自己的不满或者幸运。只有个别"别有用心"的人,才会抓住别人的小把柄,冷嘲热讽,大做文章。我们因为怕被孤立而放弃自我,这样真的能取悦每一个人吗?为何因为外界的评价而低估自己?谁没有失误的时候呢?连圣人都和白痴只有一步之遥,何况我等凡夫俗子,何必对自己要求那么高呢?

通过一步步的分析,逐渐的认清自己,并且承认不足,接纳不完美的自己,这样才能够控制心态,重新树立自己的个性与特质,变得成熟而具有魅力。

(8)稳扎稳打,影响他人并与之共建共赢

我们需要和他人进行交互,当有能力为他人提供帮助的时候,才会更容易被他人认可和接纳。

许多人的负能量和垃圾情绪太多太强,有许多被压抑的需求,所以总是郁于一隅,不喜欢和他人接触交流,也不喜欢看到别人拥有幸福和笑容。可是他们如果永远不开放心胸,不通过正常的交往,不通过参与群体性事物,又怎能排解心中的忧烦?心理咨询中的许多案例情况也是如此,有些人的委屈和忧烦无法倾诉、无法排解,所有的负能量只能自己一个人承担,只会让心情越变越糟。

许多人会发现,过去自己把什么事情都闷在心里,越想越不开心,越想越感觉失落,思维和情绪就钻进了自己营造的牛角尖里,难以超脱和自拔,似乎自己是世界上最悲催的那个人。但是通过集体活动,通过和他人交流,发现大家其实各有各的难处,通过帮助他人而得到自我认可,自己也会变得越来越开朗。

帮助他人,是一种融入社会、获得尊重并实现自我超越和体验存在感的最佳手段,真诚的付出才会获得真诚的回报。当然稍作付出就急求回报的想法是不可取的,爱可以换取爱,爱是一种能力,却不能乞求。必须长期的付出,稳扎稳打,逐渐的影响他人并形成良好的循环。

但是也有个别情况,我们帮助的人同样充满负能量和垃圾情绪,所以交往自然也就很难深入,相信大家都有自己的评判标准。

(9)识别并逐步避免错误的心理和行为

在付出并得到善意回馈,让我们体会到自尊、自爱、自信,才是逐步避免和改善错误心理与行为的正确道路。

许多文章称,要努力克服坏情绪、惯性的错误心理、负性思维,但是如果环境不变,接触的人不变,自己的言行不变,那么这种自我识别和调整就是无源之水、无本之木。无论我们多么迫切地想改变自己,这种强迫性和重复性的自我剖析,都像是一种自我伤害,它只能让我们感觉到无力,更加深刻地感受到自己的不可救药。

社会的教育和宣传,始终是在宣扬正能量的,即便有时候会做一些负能量的报道,但是对正知正见正解正念的认可,是根植于每一个人内心的,所以大部分人知道自己言行存在误差,也想加以改变,只不过是不知道如何去做而已。就好像学习不好的孩子,他明知道自己哪里有欠缺,但就是兴不起念头来克服困难,而且不会的内容会越积越多,形成的压力就越大,也就越难改变自己。

所以,当我们重新融入社会,能够做正确的事情,能够认清自己的时候,才是梳理成长经历带来的影响,以及重新解释过去不愉快经历的时刻,也只有这个时候,才能够微笑着坦然面对,而非自揭疮疤,在旧伤上继续撒上一把盐。

(10) 不断修正,形成习惯,继续帮助更多的人,并且放弃衡商

衡商的最终目的是什么?是把正能量贯穿始终,并把它传递给更多的人。但为什么要放弃衡商呢?因为理享认为,幸福的人不需要心理学。

有人说心理学是一门昂贵的学问,因为只有在生活富足以后才会思考人生的意义,这种说法大概是和哲学混淆了。我们什么时候才会考虑心理学?通常是在人生处于十字路口充满困惑时;在想做成某些决定又难以取舍时;当陷入低谷看不到方向时;当我们不理解他人的行为,又不能让他人理解自己时;当发生了某些明显和内心价值观念相抵触的事情时……所以有一句话说得很有道理,幸福的人都是相似的,而不幸的人则各有各的不幸。

幸福的人不需要心理学,他们快乐而豁达,有目标且有干劲,充实坦诚而快乐。而感觉自己不幸福的人则不同,他们需要寻找借口、依存,需要某些解释,这样才会让自己感觉到心安,就好像要在黑暗中为自己找到一盏指路的明灯。

心理学原本未曾受到重视,发展的历程又短,还缺乏明确的结果,不同学派不同专家的解释似乎也各不相同,但是社会压力太大了,需要处理的事情太多了,外在与内在的多重需求,源源不断的压力,不断变化的环境,以及似乎永远无法企及

的资源,只会让人感觉到恐慌。这时我们缺乏内在的支撑和依仗,就像额外需要行路的拐杖,所以心理学才变得如此的红火。

理享认为,当我们感觉幸福,把时间和精力都投入到真实的生活与需求当中,能够通过积极的努力去争取那些有助于实现需求所具备的资源,能够妥善应对压力和环境时,人生的目标是明确的,是一步一个脚印不断完善和不断超越自己的过程。在这一过程中,心理学是人生的助推剂和有益的添加剂,但不是必需的构成部分,至少,在人类进化的上百万年的历程中,没有心理学也一样走得挺好。

人生是点点滴滴的组合,是一天一天真实生活的构成。活在当下,接受一个不完美的自我,并努力去改变,去争取更真实而长久的快乐,才能够更好的逃避惩罚,达成健康而稳定的心态,也就能营造快乐而幸福的人生。

我们无力去改变社会,能改变的只有自己。

10 衡商与教育

理论,只有落到实践中,才是可行而且有用的。

理享除了在心理学领域以外,还涉及教育领域的相关工作和研究,所以只简单地以教育为话题,做一浅析。

10.1 现在的教育问题

关于教育的话题有很多,例如:

学校和教育的模式是竞争式,但社会是竞争与合作并存。学校的学习,像是为了促进孩子们竞争,以便踏入社会后能够打败其他竞争对手,但是社会的协作、互助、互补要多于竞争,如果仅仅以竞争和全凭个人打拼的心态进入社会而放弃其他,就会感觉学得越多,越不会生活。毕竟未来除了竞争,还有很多更重要的任务,例如人际关系、人格的完善、婚姻家庭、养育后代,这些都是目前学校教育所欠缺的。

学校的教育是一种缺陷教育,而现实的社会则看重优势部分。木桶短板理论仅适用于企业,即企业的短板容易导致恶劣的结果,但是从个人的角度来看,其高度往往是由长处决定的,即我们以自身的特长、优点、与众不同的技能和知识去征服世界,证明自身的价值。学校教育过于注重弥补短板了,甚至因为短板而否定长处,所以现代无法培养出大师,而天才只能依靠天赋。

学校教育偏重于外在压力,按照固定模式推着孩子齐步走。人生的幸福往往取决于内在的需求是否能够满足,因而由外力推着跑还是内在动力驱使着自己前进是完全不同的概念。同时强加的知识往往不被看做是一种资源,所有人共有的知识也不能看做是有效的资源。压力越大,其主动解决问题的意愿、自学能力和创造力越低,甚至产生逆反心理,对学习产生恐惧感,一旦失去外在的压力和约束,就很容易放弃,这才是踏入社会后人与人之间产生巨大差距的最基本原因。

学校教育不单单占据了我们整个生命四分之一的时间,还占据了大脑发育和人格、观念形成的关键时期。这一阶段,学校具有举足轻重的地位,但是绝非单纯的学校教育可以取代全部,那种把孩子推给学校就期望长大成人,就能够成才立业的想法,本身就是一种不成熟和不负责任的行为。从某种程度上讲,教育自身独立成为一套系统,其实并没有和社会接轨,所以凡事不能依靠学校,学校教育仅仅是普及的基础。

关于教育的问题,各路专家都有精彩的解释,本书只想从衡商的角度来考虑孩子整体的教育问题,特别是父母对孩子们的影响问题。毕竟,孩子的心理平衡及其成长,几乎完全依赖于父母,无论孩子长大后心智多么成熟,也不可能避免父母对其早期言行和思维方式的干扰。

在第6章第5节里,讨论过坐标系替代的问题。许多父母可能会依据个人喜好和习惯,一手包办孩子的方方面面,从学习到生活、从兴趣到特长、从性格到职业……几乎不曾一刻放手。因而这就不能算作是爱,而是一种干涉、规范、约束,父母的爱就变成了压力。

爱是责任,也是包容的;爱是关怀,也是忍耐,在爱的家庭里,孩子既是家庭整体的一部分,又是独立的个人。充满爱的家庭是互惠共赢的,孩子也把家庭看做是一个整体,因为爱而主动的遵循父母教诲、规范和认同,把家庭的快乐、收益以及遭受到的惩罚看做是自己的,这才是长期获利和获得快乐并逃避惩罚的最优选择。所以当一个家庭不够快乐,孩子不够听话的时候,首先反思的应该是家长自己。当然,孩子学习不好不单纯和爱有关,也可能是天赋问题,现实中确实存在强迫金鱼爬树、乌龟飞天等违背孩子天性的问题,齐步走的规范教育毁了一批孩子,但也不能就此把教育一概否决,更不能拿国外教育来说事儿。

在继续说教育问题之前,先说一下关于中外教育的根本性差异。许多人说国外教育好,人家有创造力,大概是以偏概全的思路,国外失败的个例同样普遍存在,如果只看到人家的好处,就好像把田忌赛马的道理反过来用,拿自己家的下马对人家的上马,会永恒的看到自己的不足。如果有这样的心态,其实不必和国外攀比,和别人家的孩子比较就够了。

综合家庭教育和学校教育,大概可以发现这样一个事实,即中外教育的根本性差异,并非源自学校,而是源于父母。中国的孝敬和养育制度与国外完全不同。

一般而言,西方国家的夫妻之情要重于孩子,孩子会长大成人,并脱离父母的家庭重新成立自己新的家庭,而丈夫\妻子,才是能够陪伴自己一生的人,所以在国外再婚的时候,才不会在意对方是否带着个拖油瓶。孩子18岁以后要独自面对社会,所以必须提前培养其独立意识,这样才有助于更好的生存,也才能建立父母和子女间的明确界限。

反之在国内,与孩子的关系会优于夫妻之间的关系,所以妈妈们才会变成保姆,而父亲则会变成一台赚钱的机器,所有的资源、爱好兴趣,都会集中在孩子身上,希望孩子以后长大成人,能够成家立业,然后回馈父母、赡养父母。正是这一思路,让国人对孩子呵护备至,从小到大,许多父母甚至在孩子已经成家以后,还越俎代庖大包大揽的替孩子做决定拿主意。

所以国外的孩子是独立的个人,从小把他当做一个社会人来看待;而国内的孩子是家庭未来的希望和栋梁,有更沉重的压力和环境约束,其命运和父母的未来乃至家族密切相关,因而孩子即便长大,父母有能力,就总会把子女当做孩子。同时还要看到中国古代父以子尊、母凭子贵的思路依然在延续,如果舍弃这种基础去谈教育,就难以看到事情的真相。

从衡商的角度来看,中外的孩子天生都带有使命感,但是中国孩子的这种使命感不是自己的,而是父母的期望,即孩子的衡商公式中,从小外在压力就较大,环境人为的单一化,资源往往由父母来提供,需求更是服从父母的意愿,而缺乏独立的自我。

假如父母本身有比较稳定的心态,即自己设定目标能够实现;拥有和需要相符合的资源;不会把自己的不如意和委屈转嫁到其他人的头上;自己言行合一不会让孩子感受到规则和环境的不统一,也就能够帮孩子确定较为明确的方向、知道自己努力会得到结果、懂得控制自己的情绪并规范自己的行为、不容易恐慌和失落,能够感受到爱与温暖。

孩子有自己的意识和分辨能力,他们并不仅仅只听父母说什么,而是在观察父母说的和做的是否是一回事儿,他们有自己获得快乐和逃避惩罚的基本要求,如果父母本身的言行出现冲突,孩子又该怎样分辨呢?所以这时孩子会沉浸在自己的世界里,而逐渐和成人隔绝,此时父母若仅凭说教来教育孩子,只能是一种压力的施加而已。

单纯的赏识教育不能解决问题的根源就在于此,许多家长失望地发现,孩子们并不仅仅获得夸奖这么简单,无论采用口头表扬还是用物质化的奖励,都不能实现持续性的提高。孩子的需求是多样性的,如果单纯地把进步和奖励挂钩,无疑是让孩子单纯地把需求和利益挂钩。况且,父母们的奖励,往往带有一相情愿的特点,不一定符合孩子们的兴趣和需求。

有些嘉奖是盲目的许诺,例如许多家长可能会失望地发现,许诺以后,成绩为何反而倒退了呢?假设这个奖励确实是孩子急需的,非常想要得到,但是却认为自己所拥有的资源,即学习的知识无法实现考试成绩的飞跃,而考砸了以后,就会面对父母的责难和失去奖励的双重惩罚,这无形中给孩子更多的压力,更无助于考出好的成绩。

以运动员为例,世界冠军的奖杯只是一个远景的目标,现实的目标是今天做得比昨天要好,这是一个基础,相比其他的物质奖励或鼓舞只能起到辅助的作用,甚至会起到相反的作用。假如教练在比赛前不断提醒自己的队员要拼命努力拿到最好的成绩,获得冠军就会获得多少收入或者怎样的殊荣,那结果恐怕就只能像瓦伦达效应一样,过度的遐想和外在因素的干扰,反而会导致发挥失常。

遥远的高目标带给孩子的只有压力,以及不确定因素导致的焦虑感,每一次偶然的失误都很容易被放大。鼓励孩子,通过奖金、旅游、消费等方式加以刺激和奖励,或许有效,但实际上孩子的满足感还是要来自本身的进步。

如果单纯从压力的角度来看,也不是没有好处,压力可以让我们学得更多、学得更快,但是压力也是有区别的,看不见摸不着的多重压力,只能干扰学习和记忆的效果。有一个笑话说得好：有个孩子学习成绩不好，妈妈生气就骂他是只笨鸟，意思是让他多努力，能够做到笨鸟先飞。孩子不服气反驳说，世界上的笨鸟有三种：第一种是先飞的，第二种是不会飞的，妈妈问，那第三种呢？孩子说，第三种最讨厌，自己不飞，就下个蛋，然后让孩子使劲飞。

所以结合中国国情和孩子成长过程来看，不断催促孩子的多数是第三种，他们把自己的压力转换到孩子身上，寄希望于孩子的成功来改变自己的生活，可是却忘记标准和榜样的力量。假如自己在工作岗位上做不到前十名，自己在社会上混的不如意，又怎么能够要求孩子每次考百分呢？要求越多，意味着和现实的差距越大，孩子越容易迷茫，不过是徒增孩子的压力而已。

但是有人会说，有些父母看上去很成功啊，为什么他们已经给孩子们树立了榜样，自己也很努力，孩子却不听话呢？原因可能是父母的催促是按照自己的标准，而缺乏对孩子的真实了解。

或许大家听说过虎妈狼爸式的教育促成了许多孩子的成功，但是万一孩子没有极高的天赋呢？如果兴趣爱好与父母截然不同呢？要知道许多天赋并不一定能够准确的遗传，父子和兄弟们之间都可能存在巨大的差异，当我们被他人成功的案例冲昏头脑时，却忽视了每年因过度压力而导致心理异常甚至自杀的孩子数量。

所以，不能单纯的按照某一个标准，而应该尊重孩子的成长规律和天性，让他们有自己合理的需求并逐步的实现。父母可以给孩子分享自己对压力的感受，却不能直接把压力转移到孩子身上，那种我们努力都是为了你、你看爸爸妈妈多累多不容易啊、太难太累了，要不是为了你我早就……

或者是说者有心，听者有意，孩子拾起家庭、父母、责任、成长的沉重包袱，就变得越来越不快乐。或者是说者有心，听者无意，孩子无法承担这种责任和压力，只能选择逃避。无论是退行性的行为，还是装作充耳不闻、沉浸在自己的世界里，以小刺激小快乐来抵御源自父母的压力，心态变得越来越悲观，心理失衡也在所难免。

所以外在的成功，不代表家庭教育的成功，也不代表内心的稳定。例如，父母要求越严格，期望值越高越不通融的，孩子出现心理问题的概率也越大，甚至成绩也不优秀，即便父母成为大学教授，也不一定就能培养出优秀的孩子，可能多半自身压力有关。历史上也是如此，中国自从开办科举制度以来，真正能够培养出一门三进士的罕乎其有,文豪巨擘也未必能把自己的子女培养优秀,这是做父母不得不考虑的问题。

谈到教育,就不能回避关于高考的问题。

国内教育好还是不好呢?高考是否有必要呢?各个方面争论不休,莫衷一是,笔者个人之浅见,其实大部分人不需要考虑高考问题,这是根本不能回避的,像是一个人生必须要经历的阶段,考虑再多、再不喜欢,就算是没有做好准备,也依然会走进考场。

问题在于,现在多元化的社会,完全不是一考定终身,所以即便考得不理想,也无需长吁短叹,或许开启了不一样的旅程。学校的学习只是人生很小很小的一段儿而已,现代节奏变化如此之快,就算是选择一个不错的专业,又怎么能够保障一生不会落伍不被淘汰呢?

未来的社会,随着机器人和 AI 技术的发展,初级的工作被替换和淘汰是必然的事情,或许很大一部分目前的学科与专业,都会面临毕业或者工作几年以后即被淘汰的命运,按照现代科技发展势头之迅猛,曾经所拥有的资源都不再可靠,整个社会都在重新寻找定位。

风物长宜放眼量,高考只算是一个小小的插曲,长久的努力才更重要。学子们在学校里比拼的不是知识,而是学习的毅力、专心程度,然后再加天赋。最重要的是,要一直把这种心态和努力带入到职业工作中,不断更新自己的知识,这样才有可能应对日后日趋复杂与快速的变化。可惜,大部分人不等到进入社会,仅仅踏入大学校门后就失去了这种特性,变得懒散起来。此时,打了几年鸡血的父母们似乎也松了劲儿,彻底失去了监管,这实在是一件不可理喻的事情。

或许可以暂时先不谈高考,不谈成绩,也不讨论就业问题。让我们讨论一下发展的问题。从衡商的角度看,我们与其费尽心思,花费十数年的时间去准备一件看似重要,其实回头看并非如此的高考,其实应该关注的是另外一些事情,即成长过程和人生旅程中必须要经历的,远比高考更加重要的事情,例如个人目标和成长、情绪控制、社会生存、职业技能、情感、经营家庭、养育后代等等。

从一生的角度来看,学校学习不过是衡商公式中的一个参数而已,它很难和毕业以后的职业技能挂钩,又无法提供合理的社会生存实践,对长大成人后的爱情、家庭和养育等问题也几乎是空白,学生在学校里学习不到应有的知识。

从时间的角度来看,学生能在学校里懵懂的恋爱,却不会处理情感问题,然后毕业,需要短短几年的时间,又要规划好自己的职业前程,又要学习必要的社会生存技能,例如上下级关系、客户关系等,还需要抽时间恋爱、为婚嫁筹集资金等等,然后又几乎在无任何准备的情况下迎接下一代的到来……

问题是有一些事情并没有在适宜的年龄段得到解决,教育只会做加法,教材内容不断添砖加瓦,内容越来越专业、艰深、庞杂,却越来越脱离社会。而父母们则出于让孩子学得更多、更有竞争力的想法,也在不断地为学习加码,所有需求都被异化成单一的学习,凡和学习无关的都被迫的变成被压抑的需求,却忘记学校教育是有别于社会的独立阶段,既不能决定当前,更不能决定未来。

按照新精神分析学派代表人物埃里克·埃里克森的人生发展理论,人的自我意识的形成和发展可以分为八个阶段,环境对是否能够顺利度过有着极大的影响,每一个阶段都是不可忽视的,而且每一个阶段的问题,都有可能会影响到下一个阶段,乃至终生影响到发展。

例如埃里克森认为在青春期阶段,是自我同一性和角色混乱的冲突,需要完善自己在他人眼中的形象,解决自身角色混乱的问题,形成自我感觉和他人心目中感觉的相称性,从而决定了自己的定位。但是按照现在的教育模式,许多人恐怕需要在毕业后多年才能完成这一定位,甚至拖延至30岁事业相对稳定以后才能够解决。

而成年早期,即18～25岁之间,所需要解决的是亲密感问题,乐于共同承担家庭的责任和风险,在恋爱中建立起亲密无间的关系,否则将产生孤独感。但实际的情况,许多人迫于压力恋爱并走入婚姻殿堂,完全不知道该如何处理情感问题,这一问题甚至会严重地影响到下一代的教育问题。

所以,应该在适宜年龄解决的问题,都严重的滞后了,显然,这样做无助于生存,也无助于心理平衡。

这种滞后性和父母观念有着巨大的关系。例如有文章显示,在美国有立法,规定孩子们不得晚于七岁上学。因为许多美国家长发现,孩子上学越晚,就越能够获得一些优势,例如身体更加强壮、智力更加完善,从而比低龄的孩子表现得更加出色。这一观点和国内几乎正好相反,国内的义务教育法第十一条规定的是:"凡年满六周岁的儿童,其父母或者其他法定监护人应当送其入学接受并完成义务教育;条件不具备的地区的儿童,可以推迟到七周岁。"

国内的父母们急于把孩子们送入学校,有些父母甚至在怀孕不足月的时候,通过剖宫产的方式也要让孩子达到提前上学时间的目的,然后从胎教开始,一直到送入大学,整整二十年的时间,不肯松懈。这一期间,除了书本知识以外,还增加许多课外辅导、兴趣特长班,却唯独忘记,孩子以后要走向社会。能够花费十几二十年去准备考入一个好大学,却抽不出一点时间来学习如何做人、如何恋爱、如何经营事业和家庭,以及大学毕业后可能马上就面临的生育养育问题。

姑且不讨论埃里克森人生发展八阶段理论是否正确、时间段与所需要解决的问题划分是否合理,仅从时间角度,以及社会对我们知识和技能要求的角度来看,一味地依赖学习,一味地依靠学校教育,就是一种错误的做法。

所以从衡商的角度,做父母的可以多思考一下,如何做加减法的问题,是不是我们一直都在做加法。孩子课堂成绩稍微落后一些就报补习班;看到别人家的孩子学什么特长,自己的孩子也去学;孩子们玩儿会儿游戏、看看电视,就大呼小叫精神紧张,生怕出现问题;假如有人反应自己孩子有早恋倾向那就更了不得,恨不得斩尽杀绝,把两个人隔离到不同的星球上去。然后在大学毕业后,又心急火燎的恨不得从外星球找一个对象,解决恋爱和生育问题。这一切,都是父母自己不会做加减法,自己内心压力过大所致。

所以孩子在出现问题的时候,当他们不愿意和父母倾诉自己内心所思所想的时候,当他们把所有不能实现的需求压抑起来的时候,父母不应该加压,而是疏导和指引。只不过何其难也,父母要是不先把自己的问题解决好,又如何去引导孩子呢?

衡商讨论的是平衡之道,早期的不平衡需要即时弥补,以避免更多的连锁反应,形成难以逆转的错误平衡模式。成人则需要修正不平衡并避免不平衡的累积与失控,才能避免在人生的道路上越走越偏。

按照加减的原理以及大脑的承载能力,疏导永远比围堵更加有效。特别是作为家长,作为孩子的监督人以及未来最直接的受益人,在调整自身平衡的时候更应该认真看待这个问题,把握和衡量自己的行为对孩子的影响,需要付出大量的努力。

关于教育的内容太多太多,从铺天盖地的教育理论和相关书籍著作就可以发现,要想把教育做好真的不容易。现实的情况是,教育专家研究理论和学校教育乃至家长的教育相互脱节,我们应该理解学校老师们的难处,一样的米养百样的人,到目前为止,老师们的精力还只能做好教书的基本工作,而育人则还是需要家长来主动承担大部分责任。

10.2 未来的教育和职业问题

教育是滞后的,应对的是工业时代的问题,其滞后性使得许多专业与职业之间没有正确的接轨,学子们毕业以后,可能还需要经过打拼和摸索几年时间,才能找到正确的方向与位置。在未来,滞后性可能会更加明显,对追求标准答案和统一模式的教育系统来说,没有前瞻性将会导致更加严重的问题。

十几年前没有人能想到互联网发展如此迅猛,许多人对网络的概念仅仅是文件分享、静态网站展示、搜索一点资料。几年前没有人能想到手机网络能发展如此迅猛,对手机的概念仅仅是打打电话、发发短信,看看电子书、搜索一点信息,想不到出门可以连钱包都不带,一部手机走天下,对许多人而言,连电脑也没有购买的必要,大部分日常应用,都有相应的 APP。

未来的世界,网络的作用更加巨大,人工智能更会焕发光彩,替代绝大部分人类不喜欢干、不想干、不值得干的工作。因而目前还有工作的人们,将来可能没有活儿可干,而还在按照传统教育模式学习的孩子们,不知道在未来能够从事什么工作。

现在还不能预测人工智能机器人能发展到什么程度,都能具体做到什么,但是最初级的体力和基本的智力工作,肯定会很容易的被取代,例如输入文字表格、核对数据、搬运货物、售票理货、看管等基础服务人员;从事单一而繁重工作的农业人员;螺丝钉一样的工业生产人员等,都是容易被淘汰、被取代的。至于一些依靠单一知识积累就能从事的职业,例如各类语言翻译,现在的机器已然在某种程度上超越人类。以英语而言,总词汇量超过三十万,这已经不是普通人通过努力能达到的高度,过去在不同行业需要雇佣相关知识的翻译的时代,可能会一去不返了。这种现象并非当前所独有,自从科技出现以来,一直在发生,如同随着录音机的出现,秘书不再需要学习速写;语言转换文字软件的完善不再需要速录人员;将来自动驾驶技术的完善,就不再需要驾驶员……科技的进步,只不过让变化的速度越来越快,影响的人越来越多。

人类历史始终是由高效淘汰低效,之所以一时没有产生变革,或许一方面技术还不成熟,另一方面也许是出于保护低技能的工作人群,需要一个过渡阶段。例如在工业革命的初期,通过大规模的学校教育,将失业的普通农民和手工业者,转化成工人,然后送进工厂从事生产,使他们能够过一种可以维持生存和体面的生活。

未来的社会效率会一再提高,人们已经不喜欢等待,即便稍微延迟一点点都感觉难以忍受,最快最便捷的购物、出行、支付方式给我们的生活带来极大的便利,也促使社会结构和生活方式的变化。

未来资本大规模使用智能机器人只是时间早晚的事情,并伴随科学化管理和高效生产模式,或许在未来的时代,不再有饥荒,即从马斯洛的需求角度来看,人类可能不再有最基本生存需求的缺失和恐慌。

有人批评马斯洛心理需求层次太理想化,但我们应该可以想到这样一个问题,即马斯洛出生和生活的年代,正是人类近代史上最为黑暗的时期,同时童年的不幸经历影响了马斯洛一生,也必然影响到他的理论。但在未来的社会,新生代们没有经历过战乱,生活很富足,因而生理需要和安全需要可能退居次位,而社交需求、尊重需求和自我实现的需要变得越来越重要,即更着重于找到自己真正的位置、找到符合自己的乐趣、拥有独立的人格与生活的尊严、解决我是谁,我想干什么、想为世界创造什么的问题。

当面对这样的世界,家长不再是孩子们的领头人和解惑者,甚至老师、领导、家族长辈等都做不到,某种程度上讲,除了少数人,大家都处在同一个起跑线上,前途一片迷惘。

未来已来,新时代对年轻人更加有利,各类新兴机会更容易被年轻人捕捉,他们可以借用互联网和学习新的技术,更容易找到目标客户,每一个人都可以成为一个独立的经营者,依靠自己的兴趣、能力、爱好、头脑等来帮助他人解决问题,从而获得自我成长提高与收益。

  世界变得扁平,过去依靠各种壁垒、流通环节以及信息不对等来赚取利润的方式逐渐改变,做一个合格螺丝钉的从业观念也很难适应未来社会,可能需要采取一种变形虫式的生存模式,即不断地学习更新原有的知识,以便跟上时代的变化,向着更容易生存、更容易获得快乐和逃避惩罚的方向去发展,表现为极大的灵活性和适应性。这是人类本性所决定的。

  从这个角度,我们就很容易理解老一辈与新生代之间的观念差异。过去大合作式的管理模式,不允许出现另类,为提高效率,只能尽量去除个人的差异化,即将人作为机器来看待,通过教育和学习,使个人的目标与行为和企业一致。所谓夏虫不可语冰,新生代们很难理解老一辈吃苦耐劳、艰苦奋斗、舍弃自身利益换取面子和长远利益的思路,短平快、及时享乐、及时兑现,才更符合他们的胃口。

  新生代个性化与独立的凸显也与环境变化有关。曾经的生活处处充满不便,使老一辈不得不依附于宗族、单位、团体。以邻居为例,过去的邻里关系和谐,彼此互帮互助,前天你帮我家搬煤、昨天我帮你家搬白菜、今天你帮我家换保险丝、后天我可能会帮你家急症病人送医院,因为大家都缺乏资源,所以只能采取互助的方式,可以看做是一种互惠或是互换,即个人的需求实现,需要依附于团体,借用团体的资源。还有过去每个单位、每个居民楼道里都有一个"老大哥",帮忙拿主意、想办法,凭借丰富的社会经验来帮助身边的朋友们度过一个个难关。但是现在邻里不再来往,因为所有的不便都可以通过货币购买的方式来进行价值交换,解决了传统人际关系模式中人力付出与感情获得之间无法取得一致和平衡的问题,老大哥们就消失不见了。现代社会的快速发展,不再单纯地依靠自身体力,过去的经验也不再灵光,没有谁可以轻易地帮助别人解决问题,大家有问题已经习惯购买服务或向专家咨询,而非依靠人情或是道听途说的凭借他人经验来判断。

  所以圈子越来越小,而人际关系却似乎越来越淡漠、依存感越来越小,这样的世界使得彼此团结不再显得重要,彼此不再依赖,甚至影响到了社会最基本的单位——家庭,所以新生代们的个性化与独立一种很自然的现象,同时也带来一些新的问题。

缺乏合理的刺激就容易失去激情,而可选择的方向太多就容易造成迷惘,对新生代而言,愿望太容易实现,又似乎没有什么可以值得去实现;资源太多,又似乎没有什么资源是可靠和长久的;环境的压力日趋增加,父母又不断地将自身的困惑附加于孩子的身上,寄希望于子女们比自己更有运气、更加努力,所有的一切,都让孩子们更倾向于选择逃避而非努力。

所以从衡商的角度来看,出现心理问题的孩子这么多,许多孩子颓废、迷惘、选择"宅"或者"废"的生活,都与时代变化有关,而这些是传统教育无法解决的。况且现有的教育体制太过庞杂,要想知识跟随时代更新,需要较长的时间,而世界的变化不再以百年或十年计算,而是瞬息万变。过去一年是一年,现在倒像是一天是一年,几乎每天我们都能看到颠覆时代的新创意和新发明、新发现,这更加剧了老一代的恐慌与新生代的困惑。

对老一辈而言,工作是一个寻找自己有被利用价值的过程,我们可被利用的价值越大,就越容易被人重视。这种可被利用的价值,或许是技术方面的,或许是人脉、知识、财富等等。即我们实现需求所具备的资源,同时也应该是他人想要的资源并可以成为其需求的部分。所以善于利用自身优点,慢慢地融入某个壁垒之中,并逐渐形成个人优势,这其中的过程有太多无法为外人所道的内容,需要依靠自己的努力和技能,不断地学习、不断更新知识、不断开拓,才能赢得别样的人生。从这个角度看,老一辈很容易认可学校的教育模式,大家可以学习一样的知识,然后寄希望于依靠自身的努力和竞争来凸显自己并证明自身的价值。

过去有人说人生有 7 次关键选择:大学和专业决定方向;第一份工作决定格局;选择伴侣决定人生的另一半;选择职业路线决定今后是管理还是技术;选择工作和生活的环境决定机会和氛围;职业过程的关键决策决定成败;创业或者加入梦想中的公司决定人生的高度。

这种思路可以说已经不符合现代社会的现状,更难适用于未来。对新生代而言,他们有完全不同的规则,未来的社会,大环境完全改变了,过去的模式被一朝打破。确实,现代社会让我们的眼界和思路都开拓了,人们可以因为一个发明、一个创意、一次冒险,甚至是一次意外或者一次出丑和一次无意的投资而获得丰厚收益,这增加了人们的浮躁心态。

新生代善于利用新的技术和新的兴趣点快速打破旧的壁垒,很多新兴行业让老一辈无从下手,甚至无法认可,所以其业态和环境也几乎没有老面孔出现。但凡事有利有弊,对新生代们而言,在显得如鱼得水的同时,较低的安全意识与自我设定界限,更容易在缺乏监管的网络上出现一些问题。

另外,更容易赚钱和成功是不同的概念,或许新生代们在乘风破浪享受胜利果实的时候,也并不快乐,因为机会的获得并不仅仅意味着自有资源的增多和支配权的增强,也意味着责任和压力的增加,以及需求的增多。多数情况,时间和金钱反而更加不够用,感觉实现需求的资源极度匮乏,更不受自己支配了,这违背了简单便捷获得快乐的原则。此外还有可能在缺乏自我约束和外界监管的条件下,所拥有资源的可利用性和效能可能变得极低,即为了快乐不计得失、不再珍惜资源。

忧虑是没有用的,时代车轮不会因为某些人的忧虑而停止转动。未来,只有最优决策,没有标准答案,一切都在变化之中,我们既不能因噎废食,又不能无所顾忌。从世界变化的历史经验来看,顺应和随机应变可能才是最好的选择,即不仅仅依赖于现有的教育体系、不依赖于既有的职业模式,而是在顺应环境和压力的前提下,结合自己的兴趣、能力不断地进行自我探索,以谋求个人最佳生存状态和发展途径,这一切,至少不是眼前的学校教育所能解决的。面对未来,更多的是需要依靠家长调整思路、不断尝试、投入和自我激励来实现,由繁至简,帮助孩子,同样也是帮助自己,寻找属于自己的道路。

未来已来,势不可当,易则易知,简则易从,慎思之……

10.3 结束语

心理为何如此复杂?与不同心理因素的叠加、易受外界干扰,以及受大脑本身能力限制、大脑为节约能量而采取的种种策略有关。模糊的心理因素使我们不能做出最优的选择;外界的干扰加剧了心理需求的复杂性;大脑无法处理过多过于复杂的信息;为了应对复杂的世界和混乱的内心需求,大脑不得不根据最简单的获取快乐和逃避惩罚原则,仓促做出"合理而有利"的决定……

我们处在纷繁的世界中,面对无穷的变化与压力,只有秉承最为基础和最容易解析的原则,逐步梳理内心思绪,才有可能抓住主要的需求,让心态恢复平稳,掌控自己的内心与生活。

本书至此暂时告一段落,更多的解析和叙述,正在构思和筹备过程中。关注心理学二十年,思考衡商两年,但还是感觉有太多内容没有解析。比如衡商的公式,多是从个人的角度出发,以自身需求和认知为中心,故此可以称之为内衡商（Inside Balance Quotient,IBQ）,关于家庭、团体、两性等部分尚且没有展开,虽然在书中略有阐述,但远远不足。人是生活在社会之中的,大部分的心理问题都源自于与他人不恰当的互动,关系越复杂、涉及的人越多,衡商的调节以及解释起来就更加复杂,因此人与人之间的平衡关系,可以称之为外衡商（Outside Balance Quotient,OBQ）。同时理论还需要配合行动的部分,以便更加真实的感受彼此关系,将模糊的关系逐步明确,才更有利于达到内心的平衡。

在理享的美好愿景里,衡商公式开放的,每一个人可以有每一个人的不同,甚至在不同的成长阶段也有所区别。衡商公式从概念上可以大而化之,从实际的运用上相对要精确,所以每一个人有不同的关键点,即最能影响自己平衡状态的最重要、最急迫的关键因素。我们要在实际的运用中不断适应,既是适应环境,也是适应自己的需求,做最真实的自己。

笔者研究的心理学,分为三个部分:"原生心理学""衡商""矢量思维"。

原生、衡商、矢量思维三个部分是一体的,原生心理学讨论的是心理学的基础和发生、成长脉络;衡商讨论的是心理平衡的解析;矢量思维是日常应用与自我调适的方法。

矢量思维的运用,离不开衡商的解析和支持,无论哪种调整的行为,也必须在满足于当前平衡模式以及现有资源供给、环境约束等条件下进行。而原生心理学的四个基本自然法则,则提供了所有言行的基础,即无论是衡商公式的自我平衡分析,还是矢量思维的行为模式,都不能脱离原生心理学四个基本自然法则的范畴。

三者的出发点是希望通过一些基本的、容易掌握和理解的概念,让大部分人更容易理解心理学,同时通过一些简单的方法,自我疏解心情并保持适度的心理平衡状态,而不至于因压力的累积,导致更加严重的结果。

三者的关系如下图所示:

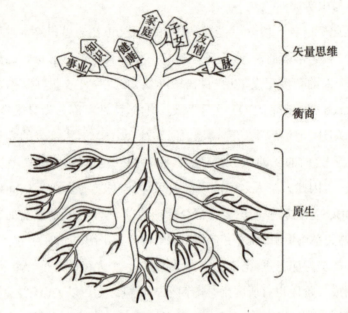

原生心理、衡商和矢量思维的关系图示

以上理论源自于笔者的实际生活和人生感悟,以求能够帮助高速运转的社会中,迷惘而困惑的人们,让更多的人通过四条简单的法则、一个简单的公式,几个容易理解的概念,努力拨开人生的迷雾,一步一个脚印儿,坚定的走向美好的未来。

希望未来的衡商将会越走越好、越走越远,也越来越完善。希望在不远的将来,通过衡商核心20项的完善和运用,以及心灵剧等模式,推动衡商的概念,更加容易被理解和推广,也让更多的人能够受益。

后 记

心理学的道路有千百条,衡商不过是其中之一。

心理健康与平衡,是一个人必修的功课,当我们认清自己的需求,就能更好的认识自己,才能够更好地把握人生,与世界形成良好的互动,而不再继续被各种各样的欲望和需求驱赶着,原地踯躅或迷惘的前行。

衡商不是一个单纯的概念,而是由心理上的平衡,逐渐引导整个人生,并与社会生活更加融洽,达成一致、身心和谐统一、内外兼修的结果。

社会在变化,时代在进步,对个人技能要求提高的同时,对我们的身体健康因素和心理健康因素都提出了更高的要求。只有身体健康,才能承受更多的压力,可以设想,一副病歪歪的身体,不断给我们"提意见"的器官,会极大地增加心理的负担以及影响正常工作的效率,有些机缘,或许正是因为身体的原因,使我们不得不采取放弃的态度。

心理因素就更毋庸多说,心理素质不好,就容易成为碌碌无为的凡人,既不能体会快乐,也无力抗拒惩罚。有时候,并不是我们做不到,而是内心在抗拒,暗示自己做不到,首先在心理上就处于弱势的地位,内心的纠结会展现在外在的行为上,会显著地影响自己的发挥,想得到的反而更加得不到。

心理的平衡与健康,这不仅仅是我们对自己的要求,也是家庭和社会的要求,是融入社会、体验社会、感受幸福和快乐,同时也是能够与他人分享幸福与快乐的前提。人生总是有限的,我们的能力、精力、时间以及能够实现的需求和愿望也是极其有限的,世界这么大,这么丰富多彩,应当把有限的时间和精力优先投入到哪里?这是一个需要深入思考的问题。

人生的思维平衡是一种成长的使命,也是一个系统构建的过程,有自建、自洽和兼容性的问题,即既要有自我平衡的系统,又要具有完善性、独立性和兼容性。如果以独立性思维和兼容性思维两个角度来分析,就会有强独立强兼容、弱独立弱兼容,以及强独立弱兼容、弱独立强兼容四个类型,以及数个侧重型。无论哪种类型,都有内在的寻求最佳心理平衡的趋向和需求,没有绝对的好坏之分,只有适合与不适合的差异。

心理调节平衡,不是为了去做多么惊天动地的事情,而是能够更好的认可自我、融入环境,感受幸福,体会快乐,即便这种快乐和幸福都很渺小。

但生活是朴素而真实的,健康的人生是由许多小小的挑战、小小的自我超越、小小的快乐组成的,是一种稳定向上的感觉,是能够把每一天都认真体味,能够开开心心过好的过程。

当我们能够把外在压力当做一种人生成长的助益与挑战,而非充满了对抗和敌意;当我们能够体会亲情、友情、爱情的温暖,让平安的心态安抚自己、温暖他人,这时拥有一个个美好而温馨的时刻,才能感悟最深最真的自己。

鉴于人类心理之复杂之无穷,心理学流派之多、释义之杂,本书必有疏漏,望读者海涵,并及时提出意见为盼。请将个人见解或宝贵意见发给理享的邮箱:jiaxubo@qq.com,或者关注理享的个人公众号"balpsy",以便和大家更好的分享。

贾旭波(笔名:理享)于青岛